U0303513

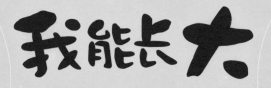

我能长大

与30位儿童癌症康复者
一同追逐希望与明天

向日葵儿童————————编著

中信出版集团 | 北京

图书在版编目（CIP）数据

我能长大 / 向日葵儿童编著 . —北京：中信出版社，2021.11

ISBN 978-7-5217-3648-9

I. ①我… II. ①向… III. ①小儿疾病－肿瘤－诊疗－普及读物 IV. ① R73-49

中国版本图书馆 CIP 数据核字（2021）第 203894 号

我能长大

编著： 向日葵儿童
出版发行：中信出版集团股份有限公司
（北京市朝阳区惠新东街甲 4 号富盛大厦 2 座 邮编 100029）
承印者： 宝蕾元仁浩（天津）印刷有限公司

开本：880mm×1230mm 1/32 插页：8
印张：7.5 字数：150 千字
版次：2021 年 11 月第 1 版 印次：2021 年 11 月第 1 次印刷
书号：ISBN 978-7-5217-3648-9
定价：52.00 元

目录

儿童是祖国的花朵，是民族的希望，他们的成长牵动着全社会的关注。但有这样一群孩子，他们才刚刚感受到世界的美好，就要与肿瘤病魔进行长时间的抗争。在中国，每年有3万~4万名儿童确诊肿瘤，并且近十年来患儿人数每年都以2.8%的速度增长，可谓触目惊心。但我们也欣喜地看到，现在随着诊断和治疗手段的不断更新，再加上家长越来越重视孩子的体检，儿童肿瘤的早期诊断和规范诊疗水平大幅提升，整体生存率目前已经达到80%以上，远高于成年人。

作为一名肿瘤医生，我一直在持续关注这部分孩子，他们天真烂漫的脸庞总是令我十分心痛。我们都希望他们能够战胜病魔，像其他孩子一样健康成长，但我国儿童恶性肿瘤的诊疗资源并不丰富，比如，山东长期缺乏专门的临床和科研力量，导致肿瘤患儿家庭不得不辗转异地求医问诊。为此山东省肿瘤医院专门成立了儿童肿瘤科，填补了省内空白。在这里，我们见证着一个个家庭从发现孩子患癌到顽强抗争直至打倒病魔的感人历程。

《我能长大》讲述了30个家庭的抗癌故事，每一个故事承载的都是患儿家人的不抛弃、医护工作者的不放弃和孩子的不自弃。当我和拾玉儿童公益基金会秘书长、"向日葵儿童"公益项目发起人李治中博士聊起为什么要出这本书时，他说这些患儿虽然来自不同地方、承受着不同病痛的折磨，但他们都有一个向往"长大"的梦，我们希望能守护这样的梦，也希望通过传播这30个孩子的故事，给其他正在经受病痛的肿瘤患儿更大的勇气，助力他们筑起生命的长城。我相信，这不仅仅是李博士，也是我和每一位医务工作者的共同心声。

阅读之后，我认为这本书有几大特点：

一是真实性。30个故事来自不同地区、不同家庭的30个孩子，他们的家人也许经历过被劝说放弃，也许经历过误诊漏诊，也有可能治疗之路一帆风顺。但每一个故事都是真实存在的，都是孩子独一无二的成长经历，毫无疑问，真实的力量是最强大的。

二是公益性。这些故事大多由新闻专业毕业及有新闻从业经历的记者采编完成，他们都是向日葵儿童的志愿者。他们用朴实无华的文字，记录着一个个家庭真实感人的故事，不是为了营利，而只想把知识、爱与希望传播给社会大众。

三是实用性。每个故事的结尾，都根据故事主线配有科普知识点，浅显易懂。读者可在感动于故事本身的同时获取专业权威的医学信息，避免因为"误区"而错失治疗良机。

　　相信这本书能为儿童肿瘤群体带去希望，从这些鲜活的故事中，患儿及其家人一定能感受到爱的力量，坚定抗击病魔和"我能长大"的信心。也希望这本书能够提升大众对儿童肿瘤的正确认知，促进医患之间的沟通理解，汇聚多方的力量，推动儿童肿瘤治疗事业的发展。衷心地祝愿每一朵花儿都能够向阳而开，每一个孩子都能够健康快乐地长大！

于金明

中国工程院院士

山东省肿瘤医院院长

"妈妈，我不会死的，你放心！"

文 薄荷

患儿资料

小名：小笼包

性别：男

出生日期：2013 年 1 月

现居城市：上海

所患病种：间变性大细胞淋巴瘤

治疗医院：上海交通大学医学院附属新华医院

确诊时间：2017 年 3 月

结疗时间：2017 年 9 月

"我很乖，不要给我打针。"4岁的小笼包在上海交通大学医学院附属新华医院的手术室里一个人自言自语，怯怯地看着在手术间进进出出的白大褂们。

一旁陪同的爸爸摸着他的头，看着儿子天真的样子，满是心疼。

"只是常见的肉芽肿，开刀做掉就好了。"这是前几天医生告诉他的。这天是手术日，孩子的爸爸妈妈、爷爷奶奶和外公外婆悉数来到手术室门口等候。

把孩子送入手术室后，小笼包的父母已是饥肠辘辘，安排家人在手术室门口守着，两人准备去外面吃点儿东西，毕竟最近为了孩子的病奔波，都没有好好吃饭。

"完全蒙了"

上海男孩小笼包，是这个故事的主角。2017年，4岁的他被骨科医生确诊患上了"肉芽肿",正在进行一个小手术。手术间隙,他的父母到餐厅寻觅一份热饭。

刚端上来,食物散发的热气就在上海3月的冷空气中化成了一道道水雾。丈夫正想劝慰妻子多吃一点儿,手机铃声突然响了起来。

小笼包的妈妈只记得,丈夫接完电话之后脸色特别难看,随后就拉着她冲回医院。

电话是孩子的主刀医生打来的,孩子在手术台上没有突发的需要急救的状况。然而,刚把孩子左胯部打开一个切口,经验丰富的医生就发觉不对劲,急忙取样本送到病理科。一拿到病理结果,医生就拨打了孩子父亲的电话。

没有一点儿寒暄,医生直接把病理结果告诉了孩子的父亲:"孩子的病可能是淋巴瘤,不是原来诊断的肉芽肿。"

在场的每一位亲人都被这个结果震惊了,小笼包的妈妈回忆起当时的感觉,"完全蒙了",只记得平时很严肃的丈夫趴在手术床上大哭不止。

在此之前,上幼儿园小班的小笼包经常跟父母诉说膝盖疼,但平时工作比较忙的夫妻俩以为孩子在学校太淘气了,并未在意。

又过了差不多大半年,孩子走路时左脚有点儿异样,这才被带到上海交通大学医学院附属新华医院问诊。

因为孩子诉说膝盖疼，医生安排他做了膝盖的X射线检查，但结果显示一切正常。负责的医生又安排孩子做了髋骨的X射线检查，虽然影像显示有阴影，但是是对称的。于是，医生建议再做一次核磁共振的检查，但因为孩子太小不配合，这项检查没有做成。医生最后按照常见的肉芽肿对小笼包进行治疗，这就有了前文手术室中开刀取出病变的情况。

"妈妈，我不会死的，你放心！"

"对一个母亲来说，没有什么事比孩子的生命更重要了。"小笼包妈妈在采访电话中对我说，隔着电话，我都能感觉到她话语中的坚定。

手术后几日，小笼包的病最终确诊为间变性大细胞淋巴瘤三期。

孩子刚被转入血液肿瘤科的时候，夫妻俩还是蒙的。从事非医疗行业的妈妈对这种病一无所知，光是听到"癌症"两个字就无比绝望。

影视剧中被癌症折磨的患者太可怜了，"癌症就是绝症"，这就是她对于癌症的第一印象。

但全家人都很坚决，也已经做好了"砸锅卖铁"的准备——就算走遍天涯海角，也一定要把孩子的病治好，哪怕只有1%的生存率。

我能长大

幸运的是，上海交通大学医学院附属新华医院血液肿瘤科主任袁晓军医生给了这一家人莫大的安慰。

袁晓军给他们讲解了淋巴瘤的治疗历史和国内外的治疗方案，介绍了淋巴瘤生存率的相关专业数据，特别是儿童的生存率远高于整体水平。与袁主任同科室的谈珍医生向小笼包父母介绍了确定的治疗方案，以及在新华医院治疗过的同种亚型病例，也客观地分析了生存率，建议尽快治疗。

夫妻俩又通过自己的努力，在网上通过"淋巴瘤之家"找到了一个同样患间变性大细胞淋巴瘤的患者，买了一本名为《儿童淋巴瘤诊断与治疗》的专业图书，以便查阅关于儿童淋巴瘤的知识，还在治疗时拿一个本子精确地记下用药的品名和剂量。

"在不了解的时候我们觉得癌症就是个黑洞，但了解后就不那么怕了。"小笼包妈妈说。

广泛地查阅资料，并结合儿童淋巴瘤专家给出的数据，他们了解到，儿童癌症不同于成人癌症，儿童淋巴瘤术后五年的生存率大于70%，孩子的生存率和治愈率都比成人高。

治疗方案确定后，小笼包就开始接受化疗。在第一、第二疗程时，孩子因为髋部的手术切口还需要固定，每次治疗结束，孩子爸爸都需要把孩子连同固定切口的架子一起搬上孩子奶奶家住的六楼。

住院期间，白天4个长辈轮流看护，晚上则是夫妻二人陪孩子。孩子很懂事，只有做腰穿的时候会喊疼，黏着爸妈。但是，治疗的过程并非一帆风顺。来自疾病的压力、来自社会的压力，都让小笼包的家人不堪重负。

其中，最大的压力来自同一个病区的病友。出于疾病本身或者经济的原因，并不是每个患儿都能走到最后。病房里每空出一张床位，小笼包的家人都会感到无比揪心，生怕死亡会降临到自己家孩子身上。有一个病友是一个特别漂亮的小女孩，由她妈妈独自陪护，她爸爸在外辛苦工作，负责提供经济支持，但偶然的一次饮食不干净导致孩子腹泻，小女孩就此离开了这个世界。

这样的事情时有发生，所以同病区的患儿家属特别团结。有什么治疗方面的消息都会及时相互分享，在生活上也都相互帮助，对每个家庭来说，病区所有的孩子都是自己家的孩子。

治疗期间，爸妈给了小笼包最细心的照料。为了避免孩子碰生水，就连刷牙的水都是烧开放凉后再给孩子用。在吃饭方面，他们不仅从未点过外卖，还特别做了高蛋白质低脂肪的餐食。孩子没胃口的时候，他们就让孩子少食多餐，只有吃好了才能扛住化疗。

小笼包妈妈还特别细心，因为要防止孩子感染细菌，水果的选择变得格外重要。吃水果一定要去皮，没办法去皮的水果（比如草莓）以及皮薄的水果（比如葡萄、桃子）最好不要吃，否则容易导致孩子腹泻。对做化疗的孩子来说，腹泻很有可能危及生命。

不仅腹泻要避免，便秘也不行。小笼包妈妈平时非常注意孩子的排便问题，督促孩子多喝水，必要时还要吃些火龙果。

在一次化疗的观察期，抑制不住内心难过的妈妈问道："儿子，如果你离开了妈妈，怎么办？"

"妈妈，我不会死的，你放心吧。"正在和小伙伴玩耍的小笼包回过头，给了妈妈坚定的回答。

"和其他小朋友一样"

从2017年4月治疗开始到2017年9月结束，6个月里，小笼包妈妈默数着每一个日子，直到最后医生给出了病情全部缓解的诊断结果，一家人喜极而泣。

如今，小笼包已经康复三年了，成了一名小学生。他喜欢收集奥特曼，喜欢乐高，喜欢高达模型，还会弹吉他……

他有很多梦想，有时候想当科学家，有时候想成为像柯南一样的名侦探，有时候又想当厨师。妈妈说，他的梦想一直在变，还没最终定下来。

当然，小笼包也有顽皮的时候。这时，妈妈就会严肃地对他说："你是生过病，但现在你已经痊愈了，和其他小朋友一样，不享受任何优待。"这不只是说说。学校里只有老师知道小笼包生病的事，便于万一发生突发情况能及时通知家长。小笼包爸爸也一改以前娇纵孩子的做法，走起了严父路线，配合妻子唱好教育孩子的"双簧"。

不过，小笼包父母很少像有些父母那样给孩子打鸡血，他们只希望小笼包能健健康康的，学习上尽力就好。

儿童肿瘤跟成人肿瘤一样吗？

儿童肿瘤绝不是成人肿瘤的缩小版，它们是两种截然不同的疾病。

首先，儿童肿瘤与成人肿瘤在成因和常见病理类型上有较大区别，儿童肿瘤多数是在胚胎发育过程中形成的，成人肿瘤多数是由于机体在环境刺激下产生各种各样的基因突变不断累积而发生的。

其次，并非成人肿瘤就是大的，儿童肿瘤就是小的，很多时候，由于儿童自诉不清楚，当我们发现儿童患肿瘤的时候肿瘤可能已经很大了。

最后，最重要的一点区别是儿童肿瘤的总体治愈率要优于成人。

我能长大

意外的生日

文 青青

患儿资料

小名：月儿

性别：女

出生日期：2014 年 3 月

现居城市：广东省深圳市

所患病种：颅内未成熟畸胎瘤

治疗医院：深圳市儿童医院、台湾长庚质子治疗中心

确诊时间：2018 年 4 月

结疗时间：2018 年 8 月

生日当天降临的意外

我叫青青，以前主要从事房地产策划和管理工作，现在是一位全职妈妈。其间的转变，要从我女儿4岁生日时患的那场急病说起。

我的女儿月儿从小身体就不太健康，时不时会发生轻微的呕吐，但我以为这是孩子的胃比较浅，或者体质比较差，一直小心翼翼地照顾着她。

2018年年初，月儿开始频频呕吐、嗜睡，我们带她去了四五趟医院，得到的诊断是支气管肺炎，之后的几个月里月儿不断地接受输液、雾化治疗，但效果时好时坏。

2018年4月，月儿生日当天的晚上，蛋糕已经端上了桌，但她又开始呕吐，并且吐得非常厉害。

我和丈夫马上带孩子去看急诊。医生说呕吐只是症状，必须找到呕吐的原因才行，但因为孩子精神状态差，还是给她安排了输液。

输液过程中，月儿突然身体僵直，眼睛歪斜，面色铁青，全身抽搐。我们被从门诊拉到住院部，又被拉到ICU（重症监护病房），通宵做了腰穿、核磁检查，我们夫妻俩签了多份病危通知书。

第二天早上，医生告诉我们月儿脑部有一个巨大的肿瘤。我真的无法相信，这么小的孩子脑子里怎么会长出一个大肿瘤？

容不得我震惊，医生只问了一句话："孩子要不要治？"当然要治，于是救护车把我们拉到当地的儿童医院，在月儿的头部两侧打洞，做了两次外引流手术，以缓解颅内的积水，降低颅压。

引流手术后的最初几天，月儿的状态略好，还可以和我们说话，但没多久又陷入了完全昏迷的状态。我们喊她，她不会回答，用光照刺激她，她也毫无反应，胃管和尿管都插入了她幼小的身体。

我们一家人完全崩溃了，在医院抱头痛哭。

医生综合评估月儿的病情后，为她安排了开颅手术，切除肿瘤，手术非常成功。医生告诉我们，月儿的肿瘤已全部切除，应该是良性的畸胎瘤。我们一家人高兴地抱在了一起。

这时，我以为一切都雨过天晴了，但出乎意料的是，之后，病理结果显示月儿的颅内畸胎瘤是恶性的。

4 岁的孩子能承受放化疗吗

拿到恶性肿瘤的诊断书，我们再度崩溃。医生说月儿需要接受放疗，可是4岁的孩子能接受这么痛苦的治疗吗？

我和孩子爸爸去广东、上海、香港等地的医院咨询专家，得到的说法不一。最后主治医生说："还是做放疗效果好一点儿，如果做化疗，我就算能给你压10年，孩子可能十几岁病情又复发了，就做放疗吧。"

决定做放疗后，我们又到处问哪里做放疗效果好、副作用小，最后选择到台湾做质子放疗。虽然费用昂贵，但对像月儿这么小的孩子来讲，质子放疗的保护作用更好一些。

但是，我们也做了一些取舍，比如，如果做全脑全脊髓放疗，复发概率会低一点儿，但对小女孩的生长发育伤害比较大。几经权衡，我们最终决定不做脊髓部分的预防放疗。

我们在台湾待了一个半月，住短租的房子，搬了4次家，总计做了30次放疗。我们每天早上去医院报到，经过一个小时的等待与治疗，之后回家给月儿补充营养，下午会带她在楼下的社区公园里看其他人玩耍，让她适当做一些锻炼。

从2018年4月做完手术到8月做完放疗，我们以为事情可以结束了，放疗医生却说月儿可能还得接受化疗。听到这个消息，我们真的很难接受。为了不让孩子化疗，放疗时我们已经尽可能地加大剂量了，如果再化疗，孩子能不能扛得住？

放疗的副作用是远期不可逆的，月儿患肿瘤已经很不幸了，再因为化疗的副作用而受到伤害，我们该怎么面对孩子？

我患上了抑郁症

自从月儿的病情确诊，我的精神状态一直不好。手术前担忧，手术成功后被告知是恶性肿瘤，艰难决定做放疗，放疗结束后又被告知还要做化疗……一次又一次的打击，以及持续的自我谴责，让我深陷痛苦无法自拔。

一开始，我完全没办法接受自己的女儿患脑瘤的事实。之后，我开始回想月儿小时候的点点滴滴，怪自己为什么没有及早发现，觉得对不起孩子。我也会像所有患者家属一样想不通："为什么会是我，到底哪里出了问题？"

持续的打击之下，我开始失眠。有一次三天三夜都没睡着，吃安眠药也无济于事。白天头痛欲裂，晚上好不容易睡着了，半夜又哭着或尖叫着醒来。

从台湾回来后，我去医院看失眠。医生问我为什么睡不着，我一边讲女儿的事情一边哭。医生告诉我，我是患了抑郁症，所以才睡不着。回到家，我开始查抑郁症的症状，比如，做什么事情都提不起劲儿、容易发脾气、焦虑不安，这些症状我都有。我告诉自己，不能再这样下去了。

我和女儿一起成长

为了从抑郁状态中走出来，我经常带着月儿去公园，想把所有公园都走一遍。我有时还是会从睡梦中哭醒，或者整晚睡不着，在这种情况下，我就会去跑步，用运动缓解焦虑。

后来，我们把小儿子从老家接回来，月儿治疗期间我们把他送回老家请老人照看他。儿子回来后特别闹腾，让我筋疲力尽，却能倒下就睡。

因为发病太急，月儿在手术后产生了创伤应激反应。她经常动不动就流眼泪，有时又会突然暴怒，谁也劝不住。生气的时候她会尖叫，拼命地尖叫。接受放疗后因为咀嚼能力下降，她的饭食要先打成糊，再一口一口咽，一餐饭要吃两个多小时，我就陪着她边做手工边吃。

治疗结束后的一年里，我们带着月儿吃饭、散步、做手工、玩游戏，也参加一些运动类课程。慢慢地，她恢复得越来越好。

心理安抚的重要性

从月儿发病到现在，已经过了两年多，她现在和正常孩子没有什么不同，也上了幼儿园。

经历了这场大病，孩子的心理需要很长一段时间才能修复。亲人的陪伴显得尤为重要，给她一个轻松、有爱的环境，让她开开心心，这更有利于孩子的康复。为孩子安排适当的活动，让她的生活充实起来，展开正常的社交，这些都是帮她回归健康生活的基础。复学后的半年时间里，月儿的自主能力提高了不少，人也开朗了很多。

月儿结疗后，我结识了向日葵儿童团队，得知他们想做畸胎瘤的科普，就加入了他们科普文章的写作活动。

我和几个朋友成了向日葵儿童的志愿者，我们希望通过科普，让更多人知道儿童肿瘤，帮助家长不走或少走弯路，以免耽误孩子的治疗。

现在我不上班了，专心在家里照顾孩子，重点关注怎么让孩子吃好、睡好、玩好、运动好。在我看来，家人平平安安的每一天，就是我最大的幸福。

儿童肿瘤能治好吗？

儿童肿瘤的整体生存率能达到80%以上，远远高于成人。

儿童肿瘤治疗效果更好，一方面是肿瘤特性决定了其对化疗更敏感；另一方面是儿童身体状态好，能承受更高的放化疗强度，治疗后恢复能力也更强。再者，家长越来越重视孩子体检，早发现、早诊断、早治疗，大大提高了治疗效果。

儿童实体肿瘤经过规范的治疗和随访，大多数常见肿瘤的患儿最后都能康复，恢复学校生活，上大学，直至结婚生子。所以，家长、医护人员更应该关心儿童的长期生存质量。在制订治疗方案时应秉持的理念是，既要保证疗效好，同时也要尽量减少治疗的相关毒副作用，让孩子们安全、健康地度过接下来的人生。

白血病不传染，请不要孤立我们

文 松鼠

患儿资料

小名：若若

性别：女

出生日期：2010 年 12 月

现居城市：四川省成都市

所患病种：急性淋巴细胞白血病

治疗医院：四川大学华西第二医院

确诊时间：2017 年 3 月

结疗时间：2019 年 12 月

她穿上自己最喜欢的粉色连衣裙，戴上粉红色的发卡，还有平时很少佩戴的用五彩陶瓷珠串成的项链和手链，和妈妈一起去参加一场有15位陌生成年人出席的聚会。

她小心翼翼地站在饭桌边的墙角外，手握餐具，不和陌生人说话，也不靠近飘香的火锅和诱人的冷餐。

妈妈转身递来她喜欢的南瓜饼，她小口嚼着，眼神躲闪着，有些好奇，也有些局促。

这个小女孩名叫若若，出生于2010年年底。

害怕自己被感染，又怕被误会白血病会传染，这份敏感给若若量出了隐形的社交距离。

确诊

若若被确诊为白血病是在2017年3月29日。那是个寻常的下午，却带来了一个不寻常的诊断结果："急性淋巴细胞白血病（L2型）"。

2016年2月，在四川老家过新年的若若第一次出现了发烧症状，此后年幼的她频繁进出医院，经历了4次骨髓抽检、两次住院，还有每月至少一次的血液检查。

白细胞水平低，中性粒细胞水平低，导致若若时常面色铜黄、牙龈发炎，喉咙壁甚至还有紫色小血点。脓毒症、肺炎，排除所有的不可能之后，剩下了最残忍的真相——白血病。

若若一家觉得天崩地裂，但他们随即下定决心，不惜一切挽救孩子的生命。

当时一家人住在一套90平方米的房子里，市值80多万元。若若妈妈估算了一下，移植骨髓可能需要100万元，卖掉房子，再借些钱，应该可以负担治疗费用。

然而，事实并非她想的那样。

从孩子确诊的那天起，若若的妈妈和外婆每天轮流去医院咨询血液科的病友，与患儿家长交流治疗心得，希望获得一手信息。

若若妈妈了解到，白血病分为急淋与非急淋，病情分为低危、中危和高危。一般只有高危患者才需要进行骨髓移植，其他患者靠化疗就可以治愈（若若为低危），而且化疗费用并非一个普通家庭承受不起的数字。更重要的是，儿童白血病在我国的治愈率是70%~80%。

"知道这些信息后，我真的轻松了许多。我希望每个初确诊的患儿家长，都能够正确认识这种病。记住，白血病不等于死亡。"

化疗

为了即将开始的化疗，爱美的小姑娘勉强答应放弃自己的长发、粉红蝴蝶结和水晶发卡，和病房里的其他患儿一样，做一个"小光头"。

理发师拿起电推剪，小女孩头上细软的发丝一缕一缕、轻轻簌簌地落下。十几分钟后，镜子里出现了一个清秀的"小光头"，孩子眼神清澈，表情微蒙。但在一旁陪伴她的妈妈忍不住抽泣起来。

妈妈把若若最喜欢的蝴蝶结发卡妥帖地收好，"总有一天，我会再给她戴上"。

若若的化疗开始了。妈妈答应她病好后会带她去迪士尼乐园，所以若若乖乖地打针、吃药、做骨穿，配合医生提出的每一项治疗要求。

做她最害怕的骨穿时，若若会转头对护士说："阿姨，你轻点儿。"

做完穿刺的若若很虚弱，抿着嘴唇安静地趴着。床单上可见大块大块湿答答的印痕，汗水和泪液混杂在一起，被护理人员匆匆撤去……

8个疗程，妈妈和外婆每天用纸笔记录下若若的病情和药物使用情况，整整记了3本，共计178页。每一页上时间精确到分钟，详情精确到若若服用的每一粒药、发生的每一次生理反应。

"5月2日，星期二，今天要吃磺胺。8点，吃3粒泼尼松；8点15分，大便；8点30分，吃一片磺胺甲噁唑；9点零2分，喝6.5~7毫升糖浆……"

"不辛苦，只要为她好，我就不觉得辛苦。"若若妈妈不仅要在医院看护若若，还要照顾家中未断奶的小儿子，每天往返于相距10多公里的医院和家之间，但她从未想过放弃。

"比起劳累和辛苦，我更怕失去孩子。"

从隐瞒到坦然

2017年9月，尚在治疗期的若若到了上小学的年龄。妈妈带着她去小学报到，由于若若身患重疾的特殊情况，她们需要与校领导单独沟通入学问题。

若若戴着帽子和口罩，安静地坐在校领导办公室的沙发上。

校领导问道："孩子得了什么病？"若若妈妈答道："白

血病。"

后来不知怎的，若若生病的消息在学校里传开了。

一个小朋友问若若："你为什么那么久不来上学？""因为她得病了呀。"另一个小朋友直接回答。

妈妈问起若若在学校里的感受时，她认真地回答："上课很开心，但下课不开心，因为没有人跟我玩。"

如何保护孩子不受社会偏见的影响，不被他人疏远歧视，不被疾病吓倒，若若的父母首先想到的是最保守的方式——瞒。瞒亲友，瞒同学，瞒同事。他们担心亲友、同事在背后指指点点，担心若若会被当作传染病人隔离，担心有人觉得白血病患儿是"玻璃孩子"，为免"惹祸上身"而刻意疏远若若……甚至，他们还得瞒住若若。

对若若来说，6岁还是懵懵懂懂的年纪，不了解重病与死亡的凶险，瞒着她、鼓励她是强化治疗效果、提高治愈率的重要一环。

若若妈妈见过若若病房里十多岁的孩子知道自己得了白血病后，上网查找相关信息，然后独自蹲在角落里，几个小时一言不发。若若的父母选择在孩子面前只字不提"白血病"，而是告诉她只要好好配合医生，很快就可以康复出院去迪士尼了。

2017年12月11日，若若的8个化疗疗程结束了，3天后是她的7岁生日。

若若已经熬过了最艰难的时刻，接下来是两年半的药物维持和五年内的复发监测，只要过了这个坎，她就与白血病彻底告别了。

即便是在治疗过程中，若若也从未落下学校的功课。她在病房里读书认字，完成每日作业，期末考试的成绩单上几乎全是优+，还获得了市级"追梦少年"的荣誉称号。

若若喜欢画画，画城堡和公主，画彩虹与蝴蝶，画操场上欢快玩耍的男孩女孩，画日出、沙滩、高山和大海……她用色彩和线条描绘世界的每一个角落。她参加过市级绘画比赛，并获得了儿童组的卓越奖，奖品是书包、文具盒和卷笔刀，她为此高兴了一个星期。

若若喜欢唱歌跳舞，还加入了一个名为"生命小战士"的公益团体，该团体的成员大都是和她一样的白血病患儿。这些"生命小战士"在一群有爱心的阿姨的带领下，聚会、排练、合唱、演出、比赛……他们努力向社会展示着自己的生命力和对生活的希望。

负责编排舞蹈的肖老师说："若若虽然进入团队的时间不长，但对待每次活动都特别认真。她刚来的时候不怎么说话，但一两次排练后就好多了，而且她从不缺席。"

2018年7月，在学期末的家长会上，若若妈妈认真地给班里的其他学生家长科普了白血病的基本知识。

若若妈妈不再隐瞒和闪躲，她此刻只想告诉大家："白血病不传染，不等于死亡，患儿家属不要放弃希望，正常人也不要把他们当作异类。"

白血病传染吗？

白血病不会传染。即便是和病毒感染有关的白血病，也不会在人群中传染。正常人接触白血病患者是安全的，无须担心自己会因此患上白血病。相反，更需要注意的是，尽量避免白血病患者发生感染。

从"死亡判决"到康复奇迹

文 松鼠

患儿资料

小名：小花

性别：女

出生日期：2017 年 12 月

现居城市：江苏省南通市

所患病种：生殖细胞肿瘤

治疗医院：浙江大学医学院附属儿童医院

确诊时间：2018 年 3 月

结疗时间：2018 年 12 月

3岁的小花在床上打了个滚儿，笑嘻嘻地爬过来，伸出她软软的小胳膊环住了妈妈的脖子。她眨着明亮的大眼睛，小声重复着她的睡前"咒语"："小花爱妈妈，妈妈爱小花。"

　　这是小花妈妈每天最开心的时刻之一。尽管白天因为小花和弟弟抢玩具、摔坏热水瓶、乱涂口红等事情责备过这个小捣蛋鬼，但入睡前一刻孩子温软的拥抱和甜美的话语，让她整个人掉进了幸福的蜜罐。

　　"幸亏当初选择了坚持，我现在还能抱着她。"

　　2018年3月，小花因恶性肿瘤被北京、上海、天津的多家医院下了"死亡判决书"。但是，在父母的坚持与努力下，这个孩子的病竟然奇迹般地治愈了。

确诊即被告知"没有生存的希望"

小花出生于2017年12月14日。

接产的医生忍不住赞叹，这娃儿真好看，就像年画上的一样。小花的出生给全家人带来了巨大的喜悦。

出生100天后，小花突然开始吐奶。起初小花的父母以为她只是肠胃不适，没太在意。但后来小花吐奶的情况越发严重，她几乎吃不下任何东西，甚至会发生喷射性的呕吐。

2018年3月20日，天灰蒙蒙地下着雨。心情同样是灰色的小花妈妈看着婴儿车里无精打采的孩子，决定带她去做B超检查。

检查进行到一半，医生突然停下了手上的动作。B超仪器屏幕上显示，在小花后腹膜的位置上有一团黑乎乎的东西，和腹腔脏器粘连在一起。医生脸上凝重的表情让小花妈妈的心悬了起来。

在南通，很少见有类似肿瘤的患儿病例。小花腹部的这个肿瘤约为9厘米×6厘米大。值班医生是位上了年纪的资深医生，他严肃地告诉小花妈妈，这个肿瘤如果没有超过脊椎中线，医生还能尝试救治，但现在已经超过了，孩子没有生存的希望了。

犹如五雷轰顶，小花父母的世界一下子崩塌了。

绝望：多家大医院束手无策劝放弃

小花的病来势汹汹。

确诊后的第二天早上5点，小花转院到上海。做完活检，医生确诊小花得的是生殖细胞肿瘤。

化疗才进行到第二次，小花就无法吃喝了，身体瘦成了皮包骨，腹部却因为肿瘤而鼓胀得像一个篮球，导致她出现了呼吸衰竭的症状。孩子被送入ICU，院方随即下达了病危通知书。

重症监护室的医护人员劝说小花妈妈，别折腾孩子了，去看看她，然后撤掉呼吸机吧。

"不，我不看，我也不撤，我要救她。"

小花妈妈辗转于上海、天津、北京、杭州等地的医院，寻求一线生机。上海的医院说，我们看不好这个病例。天津的医院说，太远了，不能戴着呼吸机转院和麻醉，孩子折腾不起。北京的医院说，算了，别过来了……

终于，小花妈妈在杭州见了一名"大胆"的王医生，他说："这个孩子还可以搏一回。"

转机：孩子救回来了

办理好转院手续，小花妈妈将最后的希望寄托在浙江大学医学院附属儿童医院的王主任身上。

从ICU被推出来的那天，小花已经连续使用了2个月的镇静剂，正处于长身体年纪的她却瘦瘦小小的。

妈妈俯下身，在小花耳边小声呼唤她的名字，小花微微睁开眼，眼神有些陌生，小花妈妈不禁泪流满面。

小花一家到达杭州后，多位医生立即对小花的病情做了详细的评估，初步诊断为：后腹膜巨大生殖细胞肿瘤，重度化疗后骨髓抑制，重度营养不良，多脏器衰竭，腹腔间隔综合征，重症肺炎，肺不张，肾积水……

其中任意一项都有可能要了这个体重不足10千克的小女孩的命。医生们为小花制订了一套精准的治疗方案：生命监护，营养支持，抗感染，促成血小板生成，等等。小花的生命就像插在高山之巅的一朵玻璃花，稍有不慎就会支离破碎。

"我冒着巨大的风险把孩子送到这里，是因为我信任王医生。但他也不是神仙，我不希望给他太大的压力。至少我们努力过。"悲痛中的小花妈妈十分理智，既然做出了选择就要充分相信王医生，质疑对孩子的病没有丝毫好处。于是，她主动签下各种保证书，将自己全部的信任和希望交付给王医生。

那段时间里，重症监护室里的那个大眼睛的小女孩，是浙大儿院最知名、最严重的一个病例；重症监护室外的那个怀着4个月的二胎、体重只有100斤的妈妈，是浙大儿院最辛苦、最煎熬的一位患儿家属。

小花妈妈守候在ICU门外。女儿喝奶需要经胃管打奶，然而奶打不进去，妈妈也就无法咽下病友送来的饭菜。每天，她都拜托打扫卫生的大叔帮她传递孩子的信息……整整12天，直到看到孩子的单次进奶量有所增加，小花妈妈才勉强吃下一口饭。

犹如奇迹一样，小花慢慢好起来了。

转院后，王主任第一时间为小花做了肿瘤切除手术，也保住了原本有切除风险的肾。术后小花进入营养关，接受了半个月左右高营养输入，进奶量逐日增多，呼吸机也平稳撤掉了。

4次化疗之后，小花的血象、胃口和睡眠都很好。医生们都不敢相信，这个孩子竟然挺过来了。

"她是曾被'判了死刑'的孩子，这真是个奇迹。"

成长：未来可期

如今的小花是个灵气十足的小姑娘，大眼睛里满是对世界的喜欢和好奇。

她喜欢看《小猪佩奇》动画片，喜欢用早教机听火火兔的故事，喜欢拿着画笔涂涂画画，喜欢一块一块地把积木搭得很高……她能背诵《三字经》和古诗词，妈妈每天教给她两个英语单词，到了第二天下午依然记得很牢。

"化疗并没有对她的智力产生什么影响，她是一个非常聪明的孩子。"小花妈妈的内心充满了劫后余生的幸福，她庆幸孩子是在很小的时候历经这场磨难，日后不会记得。

"她就像没生过病一样。"小花的美好人生才刚开始。

早上醒来，小花又抱住了妈妈的脖子。

"妈妈，你有没有想我？"

"我一晚上都睡在你旁边呢！"

"那我也想妈妈，爱妈妈。"

治疗开始后患儿体重下降，该怎么办？

治疗期间，无论是疾病本身还是治疗方法，都很可能会导致患儿食欲不振、进食障碍，还会增加身体脂肪、肌肉组织的消耗，进而导致体重下降。如果患儿在治疗期间食欲不佳，患儿家属一定要与医生、营养师讨论营养干预方法，避免患儿体重下降。

如果患儿在治疗期间体重下降，可以看营养门诊。对食欲不佳的患儿来说，通常的做法是鼓励饮食，还可以考虑补充全营养的特殊医学用途配方食品。对不能进食的患儿来说，应积极配合医生/临床营养师进行管饲/肠内营养支持；如果无法进行肠内营养支持，则可以考虑肠外/静脉营养支持。同时，应鼓励患儿多运动，因为运动有助于保存肌肉组织，还可以增进食欲。

听力障碍遭遇腹部巨大肿瘤

文　止微

患儿资料

小名：桐桐

性别：女

出生日期：2013 年 6 月

现居城市：四川省都江堰市

所患病种：横纹肌肉瘤

治疗医院：成都市妇女儿童中心医院、

上海交通大学医学院附属新华医院

确诊时间：2015 年 11 月

结疗时间：2017 年 11 月

成都与都江堰间的列车线路，是诗淇再熟悉不过的路途。

有时是她独自一人，在结束了一周的繁忙工作后，返回都江堰去看寄养在奶奶家的女儿桐桐；有时她会带着桐桐一起踏上列车去成都，到她兼职的陶艺体验馆做手工。

但在两年之前，这种如候鸟迁徙一般的旅途对她而言都是奢求。

成都、北京、上海、南京，她牵着女儿的小手在不同的医院间辗转，只为了那1%的生存希望。

"我以为跟女儿没有缘分了"

2015年11月，是诗淇生命里的一个特别的寒冬。

10月，诗淇发现一向活泼爱跳的桐桐不太愿意走路了。起初她没有太在意，以为只是小孩子犯懒，再加上孩子一直在她身边，看不出明显的变化。直到她带孩子到办公室玩，同事看出孩子不对劲，提醒诗淇："你的孩子肚子怎么这么大呢？"

回到家后，诗淇摸了摸桐桐的肚子，发现有一个地方好像有一个硬硬的肿块，触碰时桐桐还会发出不舒服的哼哼声。诗淇有些害怕，便让桐桐奶奶第二天带孩子去都江堰市人民医院儿科做彩超。

桐桐做检查时，诗淇正在上班。或许是母女连心，"我当时就觉得心好慌，接着她奶奶给我打来电话，说孩子出大事了"。

都江堰市人民医院的初步诊断是肿瘤，并建议诗淇尽快带孩子去成都做更详细的检查。在母女俩赶赴四川省人民医院之后，医生给了她们一个更不好的消息：桐桐的病疑似神经母细胞瘤，需要做活检来进一步判断是否有切除的机会。这仿若一记重锤，狠狠砸在诗淇身上。

自桐桐出生以来，医院就一直是诗淇的常去地点之一。因为桐桐生下来便有听力障碍，身体也比较弱，大病小病不断，但随着年龄的增长以及接受语训，一切都在向好的方向发展。

癌症对诗淇来说本是遥不可及的东西，但当它猝然降临在两岁女儿的身上，无助与茫然成为她那段阴郁日子的主色调。"我完全想不到，每天只知道哭，我不知道该怎么办，我也不知道哪个医院好，孩子能不能治好，完全没有头绪。"

听力障碍遭遇腹部巨大肿瘤

不同于一般癌症患者家属选择隐瞒的反应，诗淇当天夜里就发了一条朋友圈，询问大家是否认识能医治神经母细胞瘤的医生。在好友的帮助下，诗淇加入了神经母细胞瘤的患者家属QQ群、病友群，有患者家属推荐她带孩子去北京看病。北京，是一个对诗淇来说完全陌生的城市，她只在很小的时候去旅游过。但为母则刚，"我当时就想着拼一把，把我的孩子救回来"。

　　不过，她没想到，北京还有一个更大的挑战在等着她。

　　在成都做完基础检查后，诗淇就带着桐桐去了北京某医院。儿科主任看完彩超后怀疑桐桐患的是横纹肌肉瘤，又给桐桐做了穿刺。穿刺后，桐桐的肿瘤肉眼可见地迅速增长，像是要把肚子撑破。

　　桐桐的身体也越发虚弱，贫血让她的嘴唇没有丝毫血色。不到两周的时间，桐桐就像一棵濒死的小树，迅速枯萎。诗淇除了心疼，也没有任何能做的了。

　　雪上加霜的是，医生看过穿刺结果后将桐桐的病确诊为胚胎性横纹肌肉瘤。因为肿瘤增大到20厘米，切除的可能性很小，医生劝诗淇放弃治疗，建议她和孩子爸爸一起签署自愿放弃治疗的协议。

　　"我签字的时候特别绝望，才半个月不到，我就要跟我的孩子永远地分别了，根本不能承受。"

　　在北京求医无果，诗淇只好带着桐桐返回成都。桐桐由于血红蛋白过低，第二天就被送进了ICU。但进ICU还不到一个小时，医院就让诗淇把孩子接回家。

当时的诗淇心灰意冷，"我真的以为自己跟女儿没有缘分了。"两年多的母女缘，似乎马上就要被这残忍的命运画上句号。

"都还没有治疗，怎么能直接放弃"

也许是祸兮福所倚，就在诗淇打算带桐桐去都江堰市人民医院做临终关怀时，转机出现了。

病友群的朋友得知桐桐在北京未得到治疗后，便把成都市妇女儿童中心医院院长的联系方式给了诗淇，建议她再试一试。

这仿佛是最后一根救命稻草，即便希望渺茫，诗淇也不想放弃。

她至今还记得院长看到桐桐时说的话："都还没有开始治疗，怎么能直接放弃呢？只要有1%的希望，就要尽100%的努力！"这句话仿佛一剂强心针，让这位身心俱疲的母亲再次振作起来。

院长给出的治疗方案是先做介入手术，待肿瘤缩小后再切除。接受介入手术后，虽肿瘤没有很快缩小，但桐桐的身体和精神状况都在慢慢好转。恢复了20天左右，肿瘤被切除了，紧接着是12个疗程的化疗。

化疗期间，桐桐的肿瘤复发过一次，进行了第二次切除手术。2016年11月结疗后，2017年4月再次复发。院长在这次手术后建议诗淇给桐桐做放疗。

考虑到成都的几家医院儿童的放疗技术都不太成熟，诗淇在病友群的帮助下，决定带桐桐去上海新华医院做放疗。

彼时的桐桐刚做完手术不到一个星期，考虑到舒适度和费用，诗淇抱着桐桐坐了好几个小时的动车前往上海。因为上海的医院床位紧张，诗淇就在医院附近租了间小房子，每天白天在医院输液、做放疗，晚上回到出租屋休息。

周末不放疗时，她会带着女儿出去玩，上海迪士尼、杭州西湖、上海影视城……虽然这些景点的门票价格对于一个患儿家庭已算昂贵，但她想尽力用世间的美好填充女儿宝贵的童年，让她的童年不是只有医院冷冰冰的天花板和刺鼻的消毒水气味。

一个多月后，放疗完成。诗淇带着桐桐的CT影像找放射科主任看结果。在放疗之前，主任怀疑桐桐身上可能有部分癌细胞转移到了肠系膜淋巴结，但经过漫长而煎熬的等待，主任笑着对诗淇说："你女儿的检查结果很好，很干净。"

诗淇听到主任的这句话，几乎要流下泪来。这仿佛是一道特赦令，解开了两年来禁锢在诗淇身上的枷锁。

她问医生："我可以拥抱你吗？"主任回以她的是一个温暖的拥抱。

在这份人与人之间最原始的善意中，诗淇的眼泪再也忍不住了："我特别害怕把她带来上海，却不能把她带回去。现在，我们母女俩终于可以回家了……"

"这么残忍的事"

离开上海后，桐桐又做了6个疗程的化疗。2017年11月，经全面检查确认没问题后，桐桐正式结疗。

然而，这场持久战并没有结束。

2018年1月，桐桐突然说肚子痛，诗淇赶紧带着桐桐去医院检查。检查结果发现，可能由于多次手术和放化疗，桐桐有一部分肠子坏死，出现了肠瘘。

医生为了避免发生腹腔感染，在桐桐肚子上开了个口，接上了袋子引流粪便等排泄物。为防止口长合，医生让诗淇每天用蘸着双氧水（过氧化氢的俗称）的棉签去擦桐桐的伤口。

"我可以看到她的伤口，还有腹壁上的肉。她是我的亲生骨肉，而我却要做这么残忍的事。"每当清洗伤口的时候，桐桐都会痛得又哭又叫，桐桐奶奶不得不在一旁紧紧按住孩子，诗淇则一边流泪一边用双氧水给桐桐擦伤口。"那段日子持续了整整一个月，对桐桐来说那简直就是酷刑，而且施刑的人是她最爱也是最爱她的妈妈。"

之后桐桐的伤口长好了，但由于排泄物堆积在腹腔，桐桐依然肚子疼。

这种状况从1月一直持续到3月，诗淇没办法，只好带上孩子去找之前给桐桐做手术的成都市妇女儿童中心医院院长。院长给桐桐做了开腹手术，切除了坏死的小肠，又把剩余的小肠接上，余下的就只能靠桐桐自己恢复了。

幸运的是，经过两年的休养，7岁的桐桐虽然偶尔也会肚子疼，但已经可以正常上小学了。"她喜欢画画，我就送她去学画画。她现在能做她喜欢做的事，快乐地成长，真好。"

"她是我的孩子，我必须对她负责"

"她很乖，她真的很坚强。"这是在描述桐桐时，诗淇说过次数最多的一句话。

在这场持久战中，诗淇不是没想过放弃。在上海做放疗时，由于没有床位，桐桐只能在急诊科输液。

有一次，药物要从静脉注射，护士扎了好几次都没扎进去，桐桐还没哭，坐在一旁的诗淇先哭了。"我当时着急地说再扎不进去我就不医了，我要把孩子抱回去，不再让她受这样的苦。"桐桐却拍了拍诗淇，安慰她没事的。

那时的桐桐还不满三岁，却已经知道自己生病了。因为先天的语言发育障碍，她不能像其他小朋友一样表达自己的痛苦，却十分懂事。

儿童放疗时不能动，一般都需要使用镇静剂。但诗淇担心桐桐要放疗20多次，一直使用镇静剂会对智力发育有损害，就让她乖乖不动配合治疗。

桐桐放疗时不能戴耳蜗，等在外面的诗淇提心吊胆，事实上桐桐几乎每次都不动。只有一次忍不住动了，桐桐一出来便对着诗淇愧疚地哭。"她每一次都那么坚强地挺过来了。"

女儿的坚强成了诗淇求医路上最大的动力。许多人都劝诗淇放弃，但对于桐桐的事，诗淇尤其"爱钻牛角尖"。

"有人说我这样做最后会人财两空，还不如再生个二胎。但我想的是，我既然把她生了下来，我就必须对她负责。如果钱花完了人没留住，我就认命。但现在我过不了自己这一关。我只想看着她长大。"

话虽如此，但对一个癌症患儿的家庭来说，治疗费用的确是无法忽视的一道坎。桐桐父亲为了给女儿治病，把家里唯一一辆运货的货车卖了，但仍然无法负担桐桐源源不断的治疗费用。

幸而，在这条路上，诗淇得到更多的是善意与帮助。诗淇的同事和朋友在得知桐桐的病情后，联系当地电视台，帮助诗淇面向社会筹措资金。

面对来自无数好心人的捐款，诗淇感动之余也更加谨慎，将每一分捐款都用在桐桐的治疗和必要的生活开销上，并定期在朋友圈发布资金用途。除陌生人之外，家人的支持和病友的安慰也为她提供了坚实的后盾。正是这样一份属于母亲的坚持与固执，以及来自无数人的关怀与爱，让桐桐看到了生的希望。

如何选择癌症患儿的放疗时机？

癌症患儿的放疗时机需根据疾病类型确定，具体如下：

1. 三期或四期的高危组神经母细胞瘤：一般在所有治疗结束后（在化疗结束后）进行放疗；

2. 横纹肌肉瘤：一般在化疗的第4个或第5个疗程进行放疗；

3. 儿童脑肿瘤：原则上应该对3岁及以上的患儿进行放疗；

4. 恶性肿瘤：如果患儿大于3岁，那么应该在术后1个月内尽早进行放疗。

总之，放疗时机不能一概而论，要综合考虑肿瘤类型、不同部位、不同年龄等因素，由有经验的放疗科医生决定。

90后妈妈的双城回忆

文 天娇

患儿资料

小名：小猪

性别：女

出生日期：2013 年 5 月

现居城市：山西省晋中市

所患病种：神经母细胞瘤

治疗医院：首都儿科研究所附属儿童医院

确诊时间：2014 年 10 月

结疗时间：2015 年 12 月

2013年5月29日，我的女儿出生了，她能吃能睡，胖乎乎的，很可爱。我们为她取名"小猪"，希望她一生无忧无虑、健康快乐。

小猪1岁4个月大（2014年国庆节）时，她的身上起了些小疙瘩。当地县城的医生诊断为荨麻疹，说是小毛病。

但服用了抗过敏药后，孩子不仅没有康复，反而开始持续发低烧。从县城到市里，几乎所有的医院和诊所我们跑了个遍。

医生们的回答都一样："荨麻疹，吃点抗过敏药就行。"压下心头的疑虑，我们谨遵医嘱，按时给小猪吃药，孩子却一直不退烧。

我又带孩子去了赵县医院。听完我主诉的病情后，医生诊断为手足口病，但考虑患病时间长，他建议我们转诊。

随后，我们带着小猪去了山西省儿童医院，在消化内科住院治疗手足口病期间，小猪进行了X射线检查。拿到X光片后，主任认真地对我们说，影像上的阴影不对，但也有可能是拍片时孩子扭动造成的，建议我们两周后来复查时做个CT。

两周后，我带孩子做了CT和增强CT。女儿小，不配合检查，CT增强甚至需要打麻药才能做。为保险起见，我们在心外科住了下来。

几天后，主任告诉我们，小猪得了恶性肿瘤——神经母细胞瘤。我完全蒙了，脱口问道："恶性肿瘤是什么意思？神经母细胞瘤是什么？"

进京治病

主任的解释在我们的脑海里一遍遍地重复："恶性肿瘤就是老百姓口中的癌症，而且我们这里没法收治。"我们挨个联系做医护的亲友："哪里的医院、医生可以救救我们的孩子？"

多方打听下，我们了解到首都儿科研究所可以诊治神经母细胞瘤，便马不停蹄地抱着孩子坐上了去北京的火车。

11月3日早上5点多，我们来到了儿研所，挂上了胸外科的特需号。住院后，主治医生找我们谈话，问我们对这种病及其后果了解多少，还让我们做好心理准备。

我听后冷静得出奇，只是问医生治病大概要花多少钱。因为我意识到，我们必须抓紧时间筹够钱，马上开始治疗。总之，不论结果如何，我们都会坚持到底。

小猪很快就进行了首次化疗。她对药物的反应很大，常常发烧。我们只能用药、暂停，再用药、再暂停……断断续续地，本应三天结束的化疗我们用了半个月才完成。

我和孩子爸爸一边学着如何照顾生重病的孩子，一边忙着筹钱。对我们而言，有医院收治就有了希望，坚持下去，孩子就有未来。

第一次化疗结束后需要等21天才能进行第二次。我们囊中羞涩，只能冒着孩子被感染的风险出院回家。没想到刚过几天，孩子就发烧39度多。物理降温无济于事，我们只能麻烦朋友深夜开车将孩子送到山西省儿童医院。值班大夫检查后解释说，这是化疗后的正常反应。我们本应待在医院里等孩子退烧，但没床位了，在走廊加床的话又会增加感染风险。看到孩子的体温慢慢降下来，我们决定先回家。回到家，快凌晨5点了。还来不及感到疲惫，孩子又发烧到40度。

面对来势汹汹的高烧，我们只能立刻打车去晋中市第二人民医院急诊室。值班医生向肿瘤科主任打电话说明了情况，收治了孩子，并为她降温。

折腾下来已经早上8点了，肿瘤科邢晓冰主任上班后第一时间来看了小猪。为了避免孩子发生交叉感染，她为小猪安排了单人病房。对当时茫然无助的我们来说，这无疑是最好的安排，我深怀感激。

当时我们还没有筹到后续的治疗费用，经济上十分困窘。但在肿瘤科住院的半个多月里，医护人员对我们一家十分照顾，输液和会诊还会请儿科的同事帮忙。

就这样，小猪在12月进行了第二次化疗。2014年1月3日，我们再次踏上了进京治疗的旅程。

三疗间隙的团圆年

第三次化疗要开始了。住院后过了两天，管床大夫通知我们孩子可能要做手术了，次日主任会向我们做详细说明。晚上哄孩子睡下后，我辗转难眠，双眼盯着天花板，脑海里充斥着无数的可能的结局。

第二天，主任一查完房，我就抱着孩子去找他。主任告诉我，虽然化疗效果不理想，不符合手术指标，但也要搏一把。主任解释道，小猪的肿瘤占据了她的胸腔和腹腔，穿过了膈肌。手术会将两个腔都打开，从膈肌切断后再将肿瘤分别取出。我对主任说："我相信您，我也相信我的孩子一定可以！"

孩子的奶奶和姨妈听闻消息，立刻赶来帮忙。

手术前，女儿要禁食8小时，我也不吃不喝陪着她。1月7日8点30分，我们送小猪到手术室外，交给医生推进去。

面对情况说明书和手术同意书，我们夫妻俩咬牙签好字。手术室的大门又一次关上了。

在手术的几个小时里，我们坐着紧张，站着也很紧张。四肢冰冷，血液仿佛冲到了大脑和心脏里，感觉没力气思考，但又不停地想：孩子疼不疼，肿瘤切除顺利吗，该如何筹钱……胸口有一股气，吸不进去也吐不出来。

12点多，手术结束了，手术效果比预想的好很多。

下午1点多，小猪被送回病房，慢慢醒过来。麻醉的效果还没有完全消除，我也不知道她疼不疼。

之所以说不知道，是因为她始终保持沉默。当时她已经1岁7个月了，按理说可以表达自己的感觉，生病前也能说些基本字词，但生病后她变得不爱说话，想要什么就用小手指一指。

手术后，孩子恢复得很顺利。我们便再接再厉，上了第三个疗程。之后，我们回家过了个团圆年。

一起回家是最好的礼物

2014年大年初七，我们计划住院。因为火车票抢手又不敢耽误治疗，就买了初四的票。

　　　　　　　　　　　　我能长大

下车时是凌晨4点多，外面的天黑漆漆的，火车站里却亮亮堂堂、熙熙攘攘。新的一年，大家怀着对美好生活的期盼，来到了北京。想到这里，站在人群中的我鼻子一酸。对我而言，我只希望女儿能活下来。

不久后，孩子完成了第四次化疗。这次骨穿结果显示，孩子身体里只有不到0.5%的不明细胞。医生也难掩开心，如果这一指标降为零，就离结疗不远了。第五次化疗之后，我们对第六个疗程的骨穿结果充满期待，却得知不明细胞的比例依然为0.5%，无措与无助的感觉又向我们袭来。

2015年12月做常规检查，B超结果显示情况不太好，副主任建议我们再做一次系统检查，我的神经又紧绷起来。好在结果显示只是残留。化疗结束的前一天，管床医生对我们说，这次化疗完就算正式结疗了。我的嘴角控制不住地上扬，这一切终于结束了吗？

2015年12月，我们回家了。

2015年一整年，我们的内心时而崩溃，时而坚强。在之后的一系列检查中，孩子的健康状况一直很好，我们忐忑不安的心渐渐放下了。

到现在①为止，孩子已经结疗5年3个月，术后6年2个月了。

---

① 本文写于2021年春，首发时间为2021年4月。——编者注

孩子上了小学二年级，顽皮得很，但很可爱，无论是欢笑还是苦恼，都充满活力。

现在的小猪是一个兴趣广泛、学习认真、热爱生活的小女孩。

我们一家人的生活步入了正轨，小猪努力学习，我和她爸努力工作，我们正在朝着光明的未来前进。

冬天过去了就是春天。她活着，她在我身边，一直在。

患儿术前需要饿肚子吗？要饿多长时间？

一般情况下，需要全身麻醉的手术，都要求患儿术前禁食禁水。这是因为在清醒状态下，食管下端括约肌可防止胃里的食物和胃液返流到食道和口腔中。但在麻醉状态下，食管下端括约肌会变得松弛，无法阻止胃内容物返流。同时，在麻醉状态下，呛咳、吞咽等生理反射会消失，以至于返流物会从口腔内被误吸入气管。胃肠液是强酸性或强碱性的，会对肺造成化学性损伤，导致肺炎、缺氧、窒息甚至死亡。因此，全身麻醉前患儿必须禁食禁水，以减少胃内容物返流、误吸的可能性，最大程度地确保生命安全。

那么，需要饿多长时间呢？根据《成人与小儿手术麻醉前禁食指南》的建议，麻醉前2小时可饮用少量清水；母乳喂养的婴儿，麻醉前4小时可喂食母乳（若喝牛奶，需禁食6小时）；易消化的碳水化合物，如面包、馒头、稀饭等，至少禁食6小时；富含脂肪、蛋白质的难消化食物则至少禁食8小时。根据现代快速康复的理念，推荐术前使用可提供能量的专用配方制剂。

最后要强调一点，根据患儿病情不同，具体禁食时间需要由家属和主管医生沟通决定，并谨遵医嘱，否则将会大大增加麻醉风险。

"狠心"妈妈的大胆尝试

文　张婕

患儿资料

小名：瓜瓜

性别：男

出生日期：2016年6月

现居城市：福建省福州市

所患病种：神经母细胞瘤

治疗医院：复旦大学附属儿科医院

确诊时间：2019年1月

结疗时间：2021年5月

这是一场进退两难的抉择。

当"儿童肿瘤之王"神经母细胞瘤遇上先天性心脏病，化疗也许会导致心脏骤停，不化疗则无法遏制肿瘤生长。

确诊神经母细胞瘤高危

2016年6月，瓜瓜在全家人的期待中降生了。在父母与祖辈的精心养育下，瓜瓜健康地成长着，他的身高和体重均超过同龄的孩子，也很少生病。

可是，2019年元旦过后，瓜瓜突然发起了高烧。

退烧药未能使瓜瓜退烧，第二天出现高热惊厥的症状后，家人将瓜瓜送到医院。消炎药让瓜瓜退了烧，惊厥抽搐的症状也被视为特例，留院观察几天后，瓜瓜就可以出院了。谁都没想到，这并不是治疗的结束，而是瓜瓜与癌症搏斗的开始。

儿内科主任在查房时摸了摸瓜瓜的肚子，发现他的腹部很硬。"大便不可能这么大。"主任随即给瓜瓜安排了一系列检查，检查结果显示瓜瓜患上了神经母细胞瘤。

瓜瓜妈妈冷静地向医生询问儿子的病情，心想"大不了去更好的医院治疗"。

但在网上查询神经母细胞瘤的相关资料后，一向镇定的瓜瓜妈妈哭了。

瓜瓜妈妈和爸爸带孩子前往上海、北京求医，进一步检查后，瓜瓜被确诊为神经母细胞瘤三期高危，肿瘤包裹了瓜瓜的主动脉，藏在瓜瓜的腰骶骨下面，情况非常不好。"这是一件到头来人财两空的事情，你们要想清楚。"医生劝道。

瓜瓜的父母迅速达成了共识："做最坏的打算，尽最大的努力。"尽管神经母细胞瘤是"儿童癌王"，但他们不愿意就此放弃。

确诊先天性心脏病

2019年1月30日，瓜瓜住进了复旦大学附属儿科医院。

那天是农历腊月二十五，妈妈给瓜瓜准备了新衣服带去医院。瓜瓜人生中的第三个春节就这样在医院度过了。

瓜瓜开始做化疗了。每一次化疗之后的抑制期对瓜瓜来说都是一场生死考验。呕吐和掉头发都见怪不怪，更危险的是攸关生死的血象。

突如其来的变故打破了这个家庭的平静。瓜瓜妈妈是一名小学老师，瓜瓜生病后，她拒绝了学校的挽留与长辈的劝告，毅然辞职回家，全心全意地陪伴瓜瓜。瓜瓜爸爸则负责赚钱养家。

两岁半的瓜瓜不懂得什么是癌症，也不理解自己为何遭此病痛。于是，妈妈以讲故事的方式来安抚瓜瓜。妈妈说，瓜瓜肚子里住进了一只大灰狼，它会在肚子里咬痛瓜瓜。妈妈不能把大灰狼抓出来，就要到医院找医生帮忙。

在一个个的故事中，瓜瓜变得配合治疗了，还会主动表示"妈妈我要去医院"。

两次化疗后，瓜瓜需要换药。医生在检查瓜瓜的心脏时，发现他有先天性心脏病。如果使用阿霉素，强烈的药物刺激有可能导致瓜瓜心跳骤停或猝死；但如果不用，癌细胞就难以遏制。瓜瓜妈妈进退两难，无从选择。医院组织了一次又一次会诊，最终决定先治疗肿瘤，后做心脏手术。药物作用让瓜瓜的血象一度变得极差，在骨髓抑制期，常常出现白细胞水平连续5天只有0.02的情况，无论怎么用药都升不上去。又过了两个疗程，瓜瓜的肿瘤依然没有缩小。瓜瓜妈妈等不及了，她找到医生，表达了想做手术的意愿。

查阅各种相关资料后，瓜瓜妈妈了解到化疗会导致肿瘤变硬。对于主动脉被神经母细胞瘤包裹住的瓜瓜，一旦肿瘤变硬，手术将会更加凶险。经过细致的手术评估，医生同意了瓜瓜妈妈的手术请求。

"我愿意承担风险。"瓜瓜妈妈说。

瓜瓜这时仅经过4次化疗，手术风险较大，于是两位主治大夫决定共同为瓜瓜做手术。很幸运，尽管手术难度比预想的还要大，但手术结果很不错：肿瘤被完全切除，器官、血管也保存得很好。术后瓜瓜住进了ICU，经过医护人员的悉心照料，瓜瓜两天后就转出了ICU。

"狠心"妈妈的补药

虽然瓜瓜的肿瘤切除手术做得很彻底，但也对淋巴管造成了损伤。瓜瓜出现了乳糜漏，只能带着引流球回家。由于受损的淋巴管在肠道附近，吃东西带来的肠道蠕动会阻碍伤口愈合。

为了养护淋巴管，瓜瓜妈妈两个多月没让瓜瓜进食，只靠营养液维持。瓜瓜嘴馋的时候，妈妈会给他喝少许无脂奶粉。

"我是一个狠心的妈妈吧。"瓜瓜妈妈说。

在妈妈的"狠心"照料下，瓜瓜度过了术后期。尽管如此，独自接受手术还是在瓜瓜内心留下了分离焦虑的阴影，瓜瓜变得黏人，总是缠着妈妈。

术后瓜瓜又进行了4次化疗。由于先天性心脏病的影响，瓜瓜无法接受常规的自体干细胞移植所需的大剂量化疗，妈妈选择让瓜瓜接受小剂量化疗，直到病情稳定下来。

平静的化疗期给了瓜瓜做心脏病手术的最佳时机。阿霉素化疗导致瓜瓜心肌受损，心脏明显肿大，左心房的体积甚至是右心房的1.5倍，心脏手术迫在眉睫。然而，此时恰逢新冠疫情暴发，心内科停止接收可以择期的手术。在瓜瓜的主治医生的努力下，瓜瓜终于在3月接受了心脏手术。微创手术后第二天，瓜瓜出院了。

心脏手术后的三个月成了让瓜瓜妈妈最揪心的日子。为防止术后感染，瓜瓜必须停止化疗。瓜瓜妈妈整夜整夜睡不着，但凡有一点儿风吹草动，就会担心肿瘤卷土重来。好在一切如常，三个月后，瓜瓜又开始了小剂量化疗。

经过一次次的化疗，瓜瓜一家人与疾病之间达成了微妙的平衡。

"就当它是种慢性病吧。"瓜瓜妈妈说。

虽然不能去上幼儿园，但网课给了瓜瓜学习的机会。

妈妈对瓜瓜的日常管理很严格：7点吃早饭，8点做完日常杂事，每天吃15种食物……

"作为妈妈，不要焦虑，而要多学习、多看书。这样至少可以知道孩子什么能吃得下、怎么能吃得下。"瓜瓜妈妈分享说。

如果化疗后出现骨髓抑制，该怎么办？

很多患儿化疗后会出现骨髓抑制的情况，中性粒细胞减少或缺乏时孩子的抵抗力也会降低。在这种情况下，建议患儿摄取经过高温烹制的食物，不吃生鱼片、非全熟的肉、沙拉、泡菜等食物，吃可以剥皮或者削皮的水果，不吃不易洗净的莓类，也不要吃已有部分腐烂的水果。

另外，煮熟的食物在常温下不宜放置超过2小时，以免滋生细菌。避免摄入坚硬粗糙、多渣的食物，以免划伤消化道。酸奶和有活菌的益生菌也要谨慎食用。

对于贫血的孩子，医生会综合分析患儿贫血的原因。如果是缺铁性贫血，可以补充铁剂、红肉、血豆腐、肝脏等富含铁的食物；如果是巨幼细胞性贫血，可以补充叶酸和维生素 B_{12}；如果是化疗药物引起的贫血，必要时可以输血，等待骨髓细胞自然修复。

体重下降对患儿的治疗不利，会增加感染风险，降低生存率。如果患儿出现体重下降的情况，建议家属积极跟医生沟通并且请营养科会诊，优化患儿的营养摄入。如果口服不足，就需要积极进行管饲营养支持，以免体重继续下降。

从误诊放弃到重获新生

文　吴愁

患儿资料

小名：雪儿

性别：女

出生日期：2016 年 12 月

现居城市：甘肃省庆阳市

所患病种：卵黄囊瘤

治疗医院：浙江大学医学院附属儿童医院

确诊时间：2018 年 2 月

结疗时间：2018 年 12 月

"建议你们还是放弃吧！"

2018年之前的时光于我是平静的，我拥有一个普通的家庭和一份平凡的幸福。特别是在2016年12月30日，我亲爱的女儿出生的那一天，我成了一位父亲，拥有了一个完整的三口之家。

女儿出生后，我肩上的责任更大了。为了减少家庭开支，为了给妻女更好的生活，我和妻子商量，她带着女儿在老家生活，我独自留在杭州工作。所以，我大多数时间里只能通过视频电话看看女儿。

看着女儿一天天长大，我内心充满了快乐。然而，这份幸福被2018年发生的种种打碎了。那一年是我人生中最艰难的一年。

2018年年初，农历春节之前，我还在杭州工作，妻子带着女儿先回了老家。电话中妻子告诉我，一岁的女儿最近一段时间大便不通畅，要带她去医院看看。年关将近，老家医院的主治医生基本都放假了，只剩下实习医生接诊。

检查后，医生说雪儿是消化不良，吃点儿助消化药就好了。女儿吃完药，第二天果然排便了，我们也就没太在意。

过完年在老家待了几天后，女儿又开始不排便，肚子也越来越大。我和妻子带她到省会城市的医院做了多项检查：血检、尿检、CT。

2月28日，雪儿住院了。检测结果显示她的甲胎蛋白（AFP）为1 200 μg/L，而正常人的这一指标都低于20 μg/L。医生说，这种情况必须做手术。3月8日，手术做完了，接下来要等病理切片的结果。

大概半个月后病理结果出来了，主治医生告诉我们是恶性肿瘤，而医院化疗科没有这方面的化疗方案。他说："如果你们想尝试，我们可以翻翻国外的资料，看能不能找到方案……不过，这个病是恶性的，治疗的意义不大，化疗后也很容易复发。这对你们来说是折磨，对于孩子也是折磨。所以，我建议你们还是放弃吧，带着孩子回家去，好好陪她度过最后的时光。"

虽然我很清楚雪儿的病情很严重，也考虑过多种可能性，但听完医生的话，我和妻子大脑一片空白。女儿才1岁，她这么小，对这个世界一无所知，却很快就要离开，而且别无选择。一想到这些，我们就止不住地流眼泪。那是种复杂难言的感受：难过，伤心，绝望……命运为什么要对一个小孩子这么残忍？

接下来该怎么办，我们还没有想好，可生活仍要继续。这次女儿住院，我们的积蓄花得所剩无几。妻子必须留在家里好好照顾和陪伴女儿，而我办理完女儿的出院手续后又独自回到杭州工作。

"如果对方医院不接收，你就把女儿带过来"

回杭州上班后，我心里还是说不出的难受，时时牵挂着妻子和女儿。除了扛起经济重担，我一直在想，还能为这个家、为女儿做点儿什么。有一天，爱人给我发过来一段视频：1岁的女儿躺在床上，还不会说话的她用小手一直指着窗外。

我突然明白，她特别想出去，看看窗外的样子。那一刻，我心里坚定了一个念头：要为她继续治疗。不管我们的生活有多么艰难，不管她还剩下多少时间，我都要尽力争取让她活下去的机会。

每天一下班，我就带着女儿的病历和检查报告挨家医院咨询。我去浙江省肿瘤医院，医生说儿童肿瘤最好找儿童医院看看。

4月15日是"全国抗癌日"，当天早上在上班路上，车载广播播出了浙江省儿童医院关于儿童肿瘤防治的报道，我立刻挂了儿童医院肿瘤外科的号。

4月25日，星期三，儿童医院肿瘤科的医生看完我女儿的病历报告说："这在我们这里不算什么大病……你明天再来找一下王金湖主任，问问具体的治疗方案。"26日中午，我见到了王主任，王主任看完雪儿的病历，说了一句我这一辈子都忘不了的话："我把化疗方案写给你，你带回去。如果对方医院不接收，你就把女儿带过来。"

王主任的这句话，点燃了雪儿继续活下去的希望，让我抓住了拯救女儿生命的最后一丝机会。我不想再耽误女儿的病情，选择相信王主任，我立即订了回家的票。4月27日下午，我把女儿带到了杭州，在王主任的帮助下开始治疗。

"你当初要是把她带回家了，能看到她像现在这样快乐吗？"

女儿的检查结果出来了：肿瘤已经侵染腰椎，并且伴有双肺转移。这种情况即使做化疗，肿瘤复发的可能性也很大，一旦复发，生存的希望就更渺茫了。

了解到这些，看着女儿鼓得像皮球一样的肚子，回想着她之前遭受的痛苦，我和妻子又开始犹豫了。我心里想：如果带雪儿回家，她会开心一些吧？王主任被护士从会议室里叫出来，他仔细看了报告单说："孩子的肝功能、肾功能正常，还有希望。"

　　　　　　　　　　　　　　　　　我能长大

他看出我还在犹豫，很是生气："你现在把她带回去，活不过三天的！"

化疗之前，女儿的尿道被肿瘤堵住，肚子撑得特别大，需要用导尿管排尿，根本没办法自己走路。第一次化疗，她就开始掉头发，我知道她一定很痛苦。第二次化疗结束后，她下床骑儿童车，我陪着她，正在查房的王主任走过来笑着说："你当初要是把她带走了，能看到她像现在这样快乐吗？"我看着他，满心的感激却说不出话来。

王主任走到女儿身旁，要我为他和雪儿拍一张合照，我一直珍藏着这张照片。

女儿化疗期间，我白天去上班，晚上下班后接替妻子在医院陪女儿。第三次化疗结束后，女儿终于可以下地走路了。看着她的情况一天天好转，我们悬着的心也慢慢放下了。

"切干净了，手术很成功"

第四次化疗结束后，雪儿就要接受肿瘤切除手术了。签完手术知情同意书，我和妻子充满担心和忧虑，整夜整夜地睡不着。最担心的，是术后肿瘤复发。

女儿的手术做了四五个小时，我和爱人一直在手术室外面等着，感觉时间如此漫长。手术结束后，王主任走出来说："切干净了，手术很成功。"听到这句话，我和妻子终于把心放下了。

第七次化疗结束后，女儿膀胱发炎，要安置导尿管或者做尿路改造才能排尿，但这会对她未来的生活造成一些不便。考虑到这些，医生和我们商量，先尝试让她多喝水，锻炼膀胱肌。于是，我每天总在跟女儿说："多喝水多排尿，多喝水多排尿。"我每天督促她喝2升水，慢慢地，她排尿正常了。

2018年12月，经过9个月的治疗，雪儿出院了。回头想想，真的十分感谢我们身边的朋友、医生都没有放弃雪儿。

有病不怕，怕的是因为恐惧而放弃治疗

女儿现在和正常孩子一样顽皮可爱。她总是主动找其他小朋友玩，和他们交朋友。

现在的我能听到雪儿叫一声"爸爸"，就很满足了。我们的家，不管在哪里，只要有她在，就是完整的。

化疗会引起患儿脱发吗？该怎么应对？

有些化疗药物可能会引起患儿脱发，或者导致患儿发量稀

疏。脱发症状通常在化疗开始后的7~10天出现。脱发严重时，患儿所有的毛发可能都会掉光，包括眼睫毛、眉毛、头发等。患儿家属需要帮助患儿及时清理脱落的毛发。

当化疗停止或者化疗药剂量减小时，患儿的毛发通常会重新长出来。不过，新长出的毛发发量和质地都有可能与治疗前不同（可能变得更卷、更密，也可能变得更稀疏）。

"爸爸，咱们家的床好像在转"

文　林希颖

患儿资料

小名：聪聪

性别：男

出生日期：2009 年 11 月

现居城市：内蒙古自治区乌兰察布市

所患病种：髓母细胞瘤

治疗医院：首都医科大学附属北京天坛医院、

首都医科大学附属北京世纪坛医院

确诊时间：2016 年 4 月

结疗时间：2017 年 6 月

时隔5年，当胡建国拉着儿子聪聪的手再一次来到北京西站，5年前在北京度过的那段艰难的日子仍历历在目。

他记得父子俩一起走过故宫的红墙碧瓦，听过天坛回音壁的奇妙回声，看过植物园的花开花落，品过军事博物馆陈列的历史……

但与此同时，胡建国总会听见儿子在他耳边轻轻地问："爸爸，咱们以后有机会健健康康地来北京吗？我好遗憾是因为我病了才来到北京。"

"爸爸，咱们家的床好像在转"

2016年，6岁的聪聪找到了他喜欢的运动——太极拳。

胡建国用手机镜头记录下了聪聪挥拳踢腿的动作，小而壮实的他不知从哪看来的招式，竟然学得有模有样。然而，这样一个健健康康、热爱运动的小男孩，却在这一年里遇到了需要他用尽全力对抗的"大魔王"。

自正月开始，从睡梦里醒来的聪聪总是对胡建国说："爸爸，咱们家的床好像在转。"出于担心，胡建国给当医生的弟弟打了个电话。"大哥，你带孩子去医院看看吧，孩子的脑袋可能出了问题。"弟弟的语气里充满担忧。胡建国的脑袋嗡嗡作响："这不可能吧！"只听见弟妹在电话那头斥责弟弟："你大正月里说孩子有病干啥呢！肯定是有时起得猛了、起得急了！"

弟弟的一番话成了飘浮在胡建国心头的乌云。

两个月后，2016年4月，聪聪突然出现了严重的呕吐症状。胡建国从包头赶回老家，带聪聪前往乌兰察布就医。化验结果出来后，医生诊断孩子的病是缺铁性贫血。

"我们按照贫血治了一段时间，可聪聪还是呕吐。"于是，他们又去了乌兰察布盟市医院，诊断结果是肠胃不和。"我总觉得不对劲，突然想起了我弟弟的那番话。"胡建国带着聪聪又去了包头医院。5月24日，儿科专家诊断聪聪患了急性脑膜炎，并立刻安排聪聪输液。

然而，随着吊瓶里的液体进入聪聪的身体，小男孩痛苦地对胡建国说："爸爸，打上吊瓶后我的头就像炸开了一样。"

胡建国找到医生，告知了孩子的情况。"但医生坚持要输液。"聪聪痛苦的表情像一把刀扎在胡建国的心上，他急了，直接拔掉了吊瓶。他质问医生："你们给孩子做了什么检查？凭什么判断孩子得了急性脑膜炎？"隐约意识到聪聪可能正在遭遇什么，胡建国要求医生给孩子做核磁共振成像。

做完核磁共振，影像科的医生立即叫胡建国进来。"我立刻就意识到孩子的情况不太好。"在他忐忑地进入诊室后，医生抬头说："你孩子的脑袋里长肿瘤了。"

"我们都是在和死神赛跑的人"

不过，包头医院的医生并不能确定长在聪聪脑子里的究竟是什么肿瘤。

当晚，胡建国就给聪聪办理了出院手续，并连夜坐火车前往北京。

从内蒙古开往北京的火车摇摇晃晃，爸爸、奶奶还有两个叔叔陪着聪聪。"我和他妈妈离婚了。她回了四川老家，在聪聪生病的时候我们就基本上不联系了。"这位单亲爸爸说。

在天坛医院，聪聪的病最终被确诊为髓母细胞瘤。幸运的是，天坛医院神经外科的李鑫医生收治了这个不幸的男孩。

2016年6月1日，儿童节，聪聪躺在手术台上接受引流管手术，独自面对刺眼的无影灯和冰冷的医疗器械。

"我们都是在和死神赛跑的人。"胡建国说,"那时候我意识到,孩子真的比我想的要坚强。做完手术他要下床小便,我说爸爸来帮你,他说不用,独自摇摇晃晃地去了厕所。"

6月7日,北京天坛医院小儿神经外科主任李春德为聪聪做了开颅手术。幸运女神眷顾了这个懂事的小男孩,手术一切顺利。"为了鼓励孩子",胡建国特地为儿子买了一个大象毛绒玩具。

术后第二天,聪聪静静地躺在病床上,头上裹着厚厚的纱布,左手输着液。胡建国让他摸摸玩具大象的鼻子,聪聪乖乖地照做了。胡建国又让他说"大象我爱你",聪聪用微弱的声音说:"大象,我爱你。"

当天下午,聪聪下地练习走路,他的叔叔和奶奶都来探望他。小叔叔拉着聪聪细瘦的胳膊带他走路。小男孩咬着牙一步一步地走着,胡建国在前面用手机拍下了视频。

"聪聪,给爸爸比个胜利的手势吧!"聪聪听到爸爸的话,用双手轻轻举起了绑在他腰间的玩具变身腰带。

从"携手同行"开始

在天坛医院做完手术,聪聪转院到世纪坛医院做放疗和化疗。

一期放疗长达42天,"别的孩子可能会出现血小板、白细胞降低的现象，但聪聪的相关数值都很平稳。"胡建国的话里流露出对孩子的自豪。

放疗的第一个星期，这个喜欢运动的男孩在医院的过道上打起了太极。休息20天后，2016年国庆节，聪聪在空军总医院接受了PICC（经外周静脉穿刺的中心静脉导管）置管手术。从2016年10月到2017年6月，聪聪完成了6个疗程的化疗。

"化疗期间，有一次我差点儿被吓死。聪聪突然开始流鼻血，止也止不住，血小板水平太低，血液根本凝固不了。半夜12点没有飞机也没有火车，我就自己从乌兰察布开车到北京，行驶了300多公里。"胡建国回忆道。幸好医生及时向血库申请了血，聪聪与死神擦肩而过，得救了。

在与聪聪携手对抗病魔的同时，胡建国也踏上了公益之旅。

"在天坛医院，我提议患儿家属和护士长一起建了一个微信群，到现在还保留着，我给这个群起了个名字——'携手同行'。"

这成了胡建国的公益之旅的起点。

在世纪坛医院，胡建国认识了一位做公益的患儿妈妈，她叫秘文艳。这位有着一脸温柔笑容的妈妈，刚刚经历了丧女之痛。她的女儿因为罕见的胸腔肿瘤，于2016年离开了这个世界。

秘文艳的心里藏着女儿生前的一大遗憾：治疗期间，由于没有地方做饭，女儿一直没能吃上妈妈亲手做的饭。

女儿离开后，秘文艳选择继续留在对抗儿童肿瘤的战场上。

她在世纪坛医院附近租了4处寓所，提供给患儿家属居住和做饭。胡建国成了秘文艳公益团队的一位志愿者。"我们做的公益活动，就是让患儿能吃上一口妈妈做的饭。"

我只希望他能有健康的身体

2017年6月，聪聪在与癌症大魔王战斗了一整年之后回到了家。

经历了这样一场灾难，在胡建国看来，"聪聪变得坚强又懂事，对人和事物的看法有时比大人还深刻"。化疗期间，有一次聪聪说："爸爸，以后就算别的小朋友跟我打架，我也不和他们打。""为什么？""爸爸花了这么多钱治疗我的脑袋，要是一不小心打破了，你又得花钱给我治了。"父子俩会心一笑。

"我对他没有别的期许，只希望他能有健康的身体。"

结疗后的5年里，每年胡建国都会带聪聪来北京复查。"大老远地跑到北京，只为了听医生说两个字——'很好'，听完心里就踏实了。"

就这样，北京成了他们的第二个家。每次来北京，胡建国总会想起2016年聪聪说的那句话："爸爸，咱们以后有机会健健康康地来北京吗？我好遗憾是因为我病了才来北京。"

现在，父子俩终于可以健健康康地来到北京。

　　　　　　　　　　　　　　　　　　　　我能长大

"儿童癌症是仅次于意外死亡的第二大儿童杀手，恶性肿瘤夺走了太多孩子的生命。"胡建国说，"我们想让其他患儿及其家属少走些弯路，让他们看到生的希望。"

患儿结束治疗后如何复查？

无论对于哪种类型和危险度的肿瘤，复查都很重要。复查一般遵循"先紧后松"的原则，开始复查的时间间隔较短，比如，前6个月每1~3个月复查一次，之后每3~6个月复查一次。通常要做到五年随访，最好能够终生随访。

复查项目主要包括与疾病相关的选择性超声（原发病灶部位、转移病灶部位、合并症易感部位因疾病和个体而不同，所以选择也因人而异）、CT平扫加增强、核磁共振平扫加增强等影像学检查，以及血常规、生化指标及肿瘤标志物等抽血项目，之后会引入一些有关儿童生长发育的评价指标。此外，建议在患儿化疗结束半年后，经过完整的免疫系统评估，再进行疫苗接种。

目前没有任何证据表明饮食和肿瘤的复发之间存在相关性，因此患儿正常饮食即可。

白血病遭遇卡氏肺囊虫肺炎

文 薄荷

患儿资料

小名：跳跳

性别：女

出生日期：2015 年 4 月

现居城市：浙江省丽水市

所患病种：急性淋巴细胞白血病

治疗医院：浙江大学医学院附属儿童医院

确诊时间：2018 年 3 月

结疗时间：2020 年 5 月

丽水是浙江的一个小城，这里青山绿水环绕，环境优美，文化丰富多彩。

在这样一个犹如世外桃源的地方，如果不是一场突如其来的疾病，小女孩跳跳或许还在这里蹦蹦跳跳地采野花、追蝴蝶。

隐藏的恶魔

2015年4月，跳跳出生了。她的爸爸妈妈是"新杭州人"，在她一岁的时候就把她送到了丽水的奶奶家生活，"狠心"的爸爸妈妈则在杭州打拼。相比那些可能一年半载也见不到妈妈一次的孩子，跳跳每周都能见到妈妈，享受妈妈的怀抱。

如果不是命运的轨道突然分岔，或许跳跳要到五六岁才能和爸爸妈妈朝夕相处，但是命运提前给了她和爸爸妈妈团聚的机会，虽然这背后是巨大的痛苦。

2018年3月，即将3岁的跳跳脖子后面突然长了一个小包块，奶奶和妈妈对此都没太在意，以为那是个脂肪瘤，并无大碍。

日子就这样悄无声息地流淌着，这个小包块如果不是不断变大，根本不会引起跳跳家人的重视。

因为跳跳经常喊累，"脂肪瘤"也长大到一定程度，爸爸妈妈决定带她去杭州的医院看看。这个"魔鬼"隐藏得相当好，以至于首诊医生也以为它是"脂肪瘤"，并着手安排切除手术。

然而，一场高烧让这个"魔鬼"露出了马脚。

手术前，一直很少生病的跳跳发烧了，为慎重起见，妈妈带她去做了血常规等相关检查。拿到血常规报告后，护士说跳跳的血象不太正常，可能是白血病，建议带孩子去大医院进一步检查。

虽然都是受过良好教育的年轻人，"白血病"三个字还是让跳跳爸妈大吃一惊，他们立刻带跳跳打车前往浙江大学医学院附属儿童医院急诊科。

急诊科医生请来血液科医生进行会诊，初步诊断跳跳患了白血病，并安排了很多相关检查以及住院治疗。

我能长大

全家"上战场"

入院第一天，医生交代了很多注意事项，跳跳妈妈在医生的指导下在一堆单子上签了字，却依然不能接受自己的孩子得了白血病的事实。不管怎么样，果断的妈妈打起精神对全家人做了"战斗"安排。因为怀疑是"白血病"，跳跳不能吃不卫生、不新鲜和太硬的食物，所以由奶奶负责给跳跳做饭。因为白血病的治疗需要相对长的时间，跳跳的妈妈爸爸先就近找房子住下来，然后回单位请假。

孩子的病的治愈率是多少？需不需要做移植？将来会不会复发？要花多少钱？这些问题充斥在一家人的脑海里，仅一个月，跳跳妈妈就瘦了10斤。

最终诊断出来了：急性淋巴细胞白血病低危。这个结果虽然在意料之中，但一家人还是有些惊慌。好在这一个月里，他们与其他患儿家属频繁沟通，已经了解了许多相关信息。

虽然急性淋巴细胞白血病是儿童中最为常见的恶性肿瘤类型，但其化疗效果远好于成年人，我国儿童急性淋巴细胞白血病的五年生存率更是达到了70%以上。对低危组的患儿来说，五年生存率高达90%以上。而接下来两年5个疗程的化疗，效果如何在跳跳家长心里依然是未知数。但不管怎么样，他们都决定坚持下去。

极度抗拒治疗的她遭遇卡氏肺囊虫肺炎

为了做化疗，护士要在跳跳身上装一根PICC导管，但尝试多次都没能把长长的管子插到跳跳的静脉里。无奈之下，通过全麻手术，护士才在跳跳身上装入了一个输液港。

第一和第二疗程是加强疗程，均为期半年。

从出生到确诊，3年来跳跳从来没有在外面住过。医院的陌生环境、抽血的护士和查房的医生，对跳跳来说比"怪兽"还可怕。再加上激素类药物的影响，身体本就虚弱的跳跳每天晚上都不敢躺下睡觉，也极度不配合治疗。这种状况直到妈妈带她参加了多次医院里的社工活动才有所缓解。慢慢地，跳跳适应了住院生活。

祸不单行，强化疗期间，跳跳感染了卡氏肺囊虫。这是免疫力低下的白血病患儿较易感染的一种病原体，会引发卡氏肺囊虫肺炎。一般情况下，医生会让白血病患儿长期服用复方磺胺甲噁唑，预防这种感染。

卡氏肺囊虫肺炎致使跳跳发烧到40.3度。一般孩子服用退烧药是4小时一次，但跳跳的情况要复杂得多，即使两小时吃一次退烧药，体温也只降到了39度，各种物理降温方法均不奏效。

这种让人极度揪心的情况持续了两天两夜，跳跳差点儿被送入ICU。

幸运的是，在妈妈的精心呵护和医生的多种尝试下，跳跳的体温终于降了下来。

"通过做公益帮助更多人"

经过一年的强化疗，跳跳的病情显著好转。

之后的三个疗程，用药的强度和时间要求变得宽松。为了给孩子更好的治疗条件，跳跳妈妈权衡之后决定回归工作岗位，单位领导也体谅地把她调到一个相对轻松的岗位上。

妈妈还给跳跳报了乐高兴趣班。为避免感染，妈妈除了给跳跳做好防护外，还积极地向兴趣班老师询问上课学生的健康状况，只要一切正常，她都会带着跳跳准时上课。

2020年5月，经过两年的治疗，5岁的跳跳康复了。她喜欢画画、玩游戏、打羽毛球，也变得更贴心，经常说"妈妈，我爱你""妈妈，我想你""妈妈，抱抱"之类的话。

现在，跳跳爸妈每逢看到有人发起疾病募捐，都会捐赠一些，以此回报身边人和社会为他们家做过的一切。跳跳妈妈对儿童长期疾病也有了新的想法，一旦孩子患上长期疾病，整个家庭都要面临一段难熬的时间，其间不仅治疗很重要，孩子的心态也很重要。

一有机会，跳跳妈妈就会尽量带孩子参加一些活动。在她眼中，做公益不仅仅是捐钱捐物，在医院和跳跳一起参加的手工类和绘画类社工活动都很有意义。

孩子心情好就能更好地配合治疗，这是药物无法取代的，虽然无形，但对孩子治疗的帮助非常大。

为什么白血病患儿容易发生感染？

白细胞是人体抵抗感染的"主力军"。白血病患儿的白细胞不具备正常白细胞的功能，导致患儿抵抗力下降，容易发生各种感染。在治疗过程中，化疗药物、靶向治疗药物或造血干细胞移植也会进一步抑制骨髓正常造血功能及免疫功能，进一步增加患儿的感染风险。

当白血病高危遭遇意外骨折

文 王睿

患儿资料

小名：硕硕

性别：男

出生日期：2011 年 4 月

现居城市：山东省滨州市

所患病种：急性淋巴细胞白血病

治疗医院：山东省立医院、山东省千佛山医院

确诊时间：2013 年 8 月

结疗时间：2016 年 10 月

2011年4月，硕硕出生了。这个虎头虎脑的孩子在家人的精心呵护下快乐地成长。两岁时，父母发现硕硕的淋巴有点儿肿，当地医院的初诊意见是"情况不太好，建议带孩子去大医院做进一步检查"。2013年8月，父母带着硕硕来到省城济南，经过一系列检查，硕硕的病被确诊为急性T淋巴细胞白血病高危。

夫妻俩彻底蒙了……他们抱着孩子，呆呆地站在医院门口。不过是淋巴结有点儿肿大，怎么就成了白血病高危了？

医生告诉硕硕爸妈，对于急性T淋巴细胞白血病，目前我国有成熟的治疗技术与流程，但因为患儿的具体情况不同，无法保证100%的治疗效果。治疗时间大概需要2~3年，治疗费用也比较高，至少要有10万元的富余资金。

虽然治疗时间长、花费高、治愈率无法保证，但硕硕爸妈丝毫没有犹豫，立刻办理了住院手续，硕硕长达3年的治疗时光由此开始。

急性T淋巴细胞白血病是急性淋巴细胞白血病的一种。总体来说，儿童急性淋巴细胞白血病对化疗的反应较好，总体治愈率不低，可以达到70%以上。但高危组患儿常对化疗的反应不佳，因此治疗前景不容乐观。有些高危组患儿在治疗后期可能还需做放疗，甚至需要进行造血干细胞移植。

遭遇骨折和化疗反应

硕硕的病给亲人造成了巨大的冲击，他的爸妈和祖父母完全不能接受这个事实，对他们而言，这就是一场灾难。但在尽力救治孩子的问题上全家的意见是一致的：无论结果如何，孩子的病一定要治，只有努力过，才不会留下遗憾。

孩子住院治疗后，硕硕妈妈每天除了陪孩子打针吃药，还会向同病区的患儿家长"取经"——其他患儿是怎么治疗的、如何护理的，等等。

孩子太小，妈妈需要24小时陪在孩子身边，晚上想睡个好觉成了一种奢望。长期的重压之下，硕硕妈妈得了严重的神经衰弱，至今依然没有治好。

硕硕的治疗并不顺利。为了让硕硕进行适量运动，妈妈给硕硕买了滑板车。有一天，硕硕玩滑板车时一不小心摔骨折了。

这件事让硕硕妈妈变得更加警觉，对硕硕的照顾也更加谨慎。孩子在接受化疗后，容易出现骨质疏松的问题，如果不小心摔跤，骨折的概率会比平时大得多，所以家长要格外留心，避免孩子摔跤。

除此之外，硕硕在做激素治疗后出现了情绪激动、不睡觉、乱发脾气的情况。对母子俩来说，这是一个很难解决的问题。因为孩子年龄小，很多情况下家长无法说服孩子配合治疗。为此，硕硕妈妈用上了"十八般武艺"，有时强迫孩子屈服，有时哄骗孩子配合，有时用平板电脑上的游戏或看动画片转移孩子的注意力，但更多时候是让孩子听故事机里的故事。

整整三年，夫妻俩在医院照顾孩子，4位老人做好后勤保障，一家人的相互陪伴让难熬的日子变得轻松起来。

用合适的方法陪伴孩子成长

2016年，5岁的硕硕回到幼儿园，他面临的第一个难题是如何与小伙伴交往。

刚刚痊愈的硕硕的各项身体指标仍偏低，无法像正常孩子一样在幼儿园待一整天，他也不知道如何与其他小朋友交流。硕硕妈妈耐心地教硕硕，鼓励他与小伙伴交朋友。与此同时，她还买了许多儿童绘本，跟硕硕一起阅读。

如今硕硕已经上小学二年级了，他不仅读完了二年级学生需要阅读的书，还把小学生必背的古诗词都背得滚瓜烂熟。

在硕硕妈妈看来，传统文化的力量十分强大，也许目前孩子还不能理解这些古诗词，但它们一定会对孩子的人生产生很大的影响。她坚定地认为，孩子只要有丰富的内心世界，就不会与正常孩子有什么差距。

硕硕上小学后，妈妈总是及时与老师沟通孩子的身体情况，取得老师的支持。除了带硕硕进行体育锻炼外，她还将硕硕送到口才演讲班学习，让硕硕敢于主动与他人交流……

硕硕也害怕睡觉，因为之前的腰穿检查都是在他睡觉时进行的。硕硕妈妈表示，类似的心理创伤在患儿回归正常生活以后，会导致他们出现各种状况，家长一定不要忽视，不要让这些问题越积越多。

现在的硕硕热爱生活，喜欢阅读，梦想也随着对外界的认识而不断变化。当看到家附近的高楼盖好时，他希望自己长大后能当一名建筑工人；当在电视上看到载人飞船升空时，他希望自己长大后能当一名航天员……

孩子为什么会得白血病？

白血病的患病过程和其他癌症一样，是一个复杂的生物学现象，属于一个多因素、多基因、多阶段的过程。目前，儿童白血病确切的发病原因及机理尚未明确，只有非常少数的孩子可以明确追溯到发病原因。现有研究显示，白血病的发生与放射接触、化学品接触、病毒感染、环境因素以及遗传因素有关。白血病的发生和生活环境污染可能存在相关性，但是目前证据还不足。

目前相关的致病因素有：（1）电离辐射；（2）化学品接触；（3）病毒感染；（4）遗传因素。

敏感妈妈与女儿的五年之约

文　夏雨

患儿资料

小名：莹莹

性别：女

出生日期：2010 年 12 月

现居城市：四川省合江县

所患病种：肾母细胞瘤

治疗医院：重庆医科大学附属儿童医院

确诊时间：2018 年 4 月

结疗时间：2019 年 6 月

辗转四院终确诊

2010年的圣诞节刚过，在四川的一座小县城里，玉茹迎来了她的宝贝女儿莹莹的降生。和所有平凡而幸福的家庭一样，莹莹在父母的呵护和陪伴下一天天长大。

2018年4月的一天，玉茹发现莹莹的腹股沟处有个鸽子蛋大小的肿块，莹莹却说自己不痛也不痒。女儿身体上无端长出一个不小的肿块，这让玉茹实在放心不下。她帮女儿向老师请了假，然后带莹莹去当地的人民医院做检查。医生最初怀疑是疝气，但B超和CT检查结果显示，这个肿块长在肌肉上，并未和腹部相通，也就是说并不是疝气。

整整一周过去了，肿块一点儿也没有缩小。此时的母女俩还不知道，这个肿块是她们即将与之周旋一年半的"敌人"。

玉茹又带着莹莹到了泸州医学院附属医院。玉茹从医生凝重的表情中看出了些什么，就让母亲先把莹莹带出了诊室。随后，医生的话给了她当头一棒："可能是恶性肿瘤，必须尽快做手术。"

南方4月的天气已经转暖，玉茹却打了一个冷战。她已经不记得自己当时是怎么走出诊室的，大脑一片空白的她觉得这就是一场噩梦，只盼着自己能赶紧醒过来。

医院里的消毒水味刺鼻却也真切，玉茹明白，这不是梦境，女儿的病不容耽误，当下之急是给女儿找一家更好的医院。第二天天还没亮，他们一家人赶到了重庆西南医院，做了增强CT检查后，医生建议他们尽快带孩子去重庆儿童医院做手术。

出了西南医院的门，他们就直奔重庆儿童医院，但玉茹在慌乱中挂了普外科的号。医生看完报告告诉他们应当转去肿瘤外科，而此时已经是下午6点，肿瘤科的医生都下班了。护士提醒玉茹："明天正好是主任出诊，你们记得早点儿来挂号，孩子一定有希望。"

病服化战袍

第二天，肿瘤科主任看过报告，表示莹莹一定要尽快做手术。玉茹几乎是一路跑着去住院部预约床位，却被告知床位十分紧张，可能要等上好几个月。百般无奈之下，玉茹只得带着莹莹回了家。幸运的是，等了还不到一个星期，玉茹就接到了有空余床位的通知，她放下电话就带着孩子动身赶往重庆。

从发现到入院已经过去半个月了，莹莹身上的肿块没有发生任何变化，从影像上看边缘清晰，莹莹也没有任何不适感，住院医生由此判断肿瘤可能是良性的。"直到看到病理报告的前一刻，我还抱有侥幸心理，我不愿意相信莹莹会得这么严重的病。"

莹莹的手术安排在5月2日。手术前几个小时，照惯例家属需要签署手术同意书。莹莹爸爸在医生办公室里待了半个小时，手里的笔拿起又放下。"我签不下去，那么多条风险告知，无论哪一条发生在莹莹身上，我都无法接受。"

玉茹又何尝不知道手术的风险，"但不签的话，如果肿瘤是恶性的，我无法想象莹莹以后会怎么样。"于是，玉茹选择相信医生，她深吸一口气，在同意书上签了字。

安静的手术室门口，一家人来回踱着步，心中涌动的不安未曾平息一分一秒。一个多小时后，医生将莹莹的病灶拿给他们看："孩子的手术很成功，瘤体没有任何破损，连包膜都是完整的。"听到这番话，神经紧绷的玉茹长舒了一口气。

两三天后，他们拿到了莹莹的病理报告。肿瘤是恶性的，这意味着手术并不是结束，莹莹面临的这场战争才打了一半。

病理报告给出了两个可能性，即肾母细胞瘤和小源细胞瘤，后续治疗方案的制订还需要进一步明确病种。为了给孩子争取更大的生存机会，莹莹爸爸在医生的建议下带着莹莹的病理切片只身前往上海，在复旦大学附属儿科医院的病理科确诊为肾母细胞瘤。

"小孩子远比你想的要坚强"

虽然病种明确了，但还有更多的不确定因素。一般来说，肾母细胞瘤是长在患者腹腔内的，这意味着莹莹的病灶可能是转移病灶，如果真是这样，情况只会比现在更糟。

一家人因为孩子手术成功而刚刚舒缓的心情又被推到了担忧的顶点，他们带着莹莹又做了全腹部和胸部的增强CT、全身的PET-CT，化疗也开始了。对当时的玉茹来说，没有坏消息，就已经是最好的消息了。

在医院里，玉茹是很多医生和护士都熟知的"敏感妈妈"，只要莹莹有一点儿不舒服，玉茹就会马上询问医生和护士。"她做化疗已经很受罪了，我不希望还有其他事让她难受。"

随着化疗的进行，莹莹开始掉头发，玉茹实在不忍心告诉爱美的女儿她会变成一个小光头。有一天，出门办事的玉茹接到了母亲的电话："我告诉莹莹，她以后重新长出来的头发会又黑又亮又直。"

电话这头的玉茹泣不成声，她没想到莹莹就这样坦然地接受了掉头发的事实。"其实小孩子远比你想的要坚强，她不仅能对抗疾病、积极配合治疗，还能为家长带来无尽的正能量。"

感谢相伴，共赴"五年之约"

在异地求医，亲手给孩子做一顿干净营养的饭菜成了摆在许多患儿家长面前的一大难题。在和病友的沟通中，玉茹了解到奇恩之家可以为患儿家属提供厨房，但她得在医院照顾莹莹无暇做饭，于是原来完全不会做饭的莹莹爸爸开始主动学习做饭，并且烧得一手好菜。

由于化疗的进程不能轻易更改，术后第三天莹莹就开始了第三次化疗。身体虚弱的她出现了比前两次还要激烈的化疗反应，呕吐得很厉害。尽管玉茹想方设法地给女儿准备营养可口的食物，但莹莹总是吃几口就开始吐，一个星期瘦了整整10斤。

莹莹吃不下饭，玉茹也没有胃口，做饭和吃饭于她都成了一种煎熬。看着瘦脱了相的女儿，她焦急万分，不断地咨询医生、求教病友。经过两个月的努力，莹莹的体重慢慢长回来了，脸色也红润了起来。

2019年6月22日，莹莹结束了第14次也是最后一次化疗。7月的复查结果表明一切正常，在家休养了两个月后，莹莹在新学期重新回到学校，加入了新班级，很快就和同学打成了一片。

莹莹一直很喜欢画画，虽然她一天专门的绘画课都没上过，但看着电视上的动画片，她就能把里面的卡通人物几乎原样地画出来。关于学习，她一直都有清晰的目标。"我不会给她压力。我希望她能健健康康地长大，做一个心怀感恩的人，因为我们这一路走来，真的很幸运。"玉茹说。

玉茹和莹莹定下了一个"五年之约"：现在不能吃不能玩的东西，五年后都会吃上玩上。莹莹没有着急和抱怨，而是时不时地和妈妈勾画着五年后可以实现的"愿望清单"，母女俩一起心怀憧憬，共赴她们的五年之约。

患儿治疗结束后可以回学校上课吗？

通常来说，答案是肯定的，但也要考虑到不同地区、学校、环境和孩子的心理状况等因素。在经济发达的地区，由于宣传教育比较好，社会较宽容，患儿家长在与学校沟通后，老师和同学不但不会歧视患病的孩子，还会格外友好。但并非所有地方都能如此。此外，还要考虑到学校的卫生环境和空气环境。如果班级学生太多，教室内的空气质量可能就会比较差，容易导致患儿发生感染。如果学校的卫生条件一般，家长就要慎重考虑患儿的复学问题。

切除左肾的第五年，
在曙光下与生活讲和

文 山楂

患儿资料

小名：小凯

性别：男

出生日期：2011 年 8 月

现居城市：山东省青岛市

所患病种：肾母细胞瘤

治疗医院：青岛大学医学院附属医院

确诊时间：2014 年 7 月

结疗时间：2015 年 2 月

还没回过神，孩子已经失去了一个肾脏

2014年6月，3岁的小凯有一天突然哭喊着肚子疼。他的父母怀疑是肠套叠，便立刻带小凯去医院做检查。当医生指出肾占位的可能性时，小凯父母觉得难以置信。他们又去青岛更大的医院问诊，医生怀疑是肾挫伤，建议回家静养两周。

15天后的复查显示，情况急转直下，肿块变大，医生要求马上入院治疗。

小凯入院当天全身颤抖，失去了意识，晚上7点被推进手术室。手术切除了他的左肾，几天后的病理报告显示为肾母细胞瘤二期。

一切来得太过突然，让人无法接受。小凯爸爸怀着无比痛楚的心情拿着孩子的病理报告到北京复核，小凯妈妈则留在青岛照顾术后身体虚弱的孩子。几天后，北京医院给出的病理分析结

果也是肾母细胞瘤。

肾母细胞瘤是儿童中最常见的肾脏恶性肿瘤，发病率占儿童恶性肿瘤的6%，多发于15岁以下的孩子，尤其是三四岁的孩子。不过，这种肿瘤的总体治愈率比较高，总体生存率超过85%。

像小凯患的二期肾母细胞瘤，如果术后危险度分型为预后良好型，那么在治疗结束后，近80%的患儿可以平安地生存5年以上。

经过讨论，一家人决定让小凯在青岛完成后续治疗。

"医生是最好的心理疏解员"

如果说确诊和手术是突然的迎头痛击，后续治疗和康复则是长长的隧道尽头的光亮。

半年的化疗让孩子怕极了医院，但父母一直坚定地遵循医嘱。术后，爸爸、妈妈和奶奶轮班陪护小凯，一家人彼此支撑着前行。

和小凯同病房的一个小女孩，患的也是肾母细胞瘤。同病相怜的两家人时常相互鼓励，但或许是因为孩子未来的路还很长，父母会本能地保护孩子的隐私，于是两家人还是默契地保持着一定的距离。

治疗后期，小凯主要由奶奶陪护，毕竟家庭的开销、治疗的费用都需要爸爸妈妈携手承担。幸运的是，小凯出院后身体恢复得很好。

专业的医生和理性的父母，或许是理想的医患组合。回忆小凯治病的那段日子，妈妈认为医生给了他们很大的鼓励，医生的镇定和专业缓解了他们的焦虑和迷惘。

后来，小凯因为化疗之后免疫力下降而患上败血症再次住院，在此期间，小凯的父母始终相信医生的判断和处理。

小凯妈妈说："对当时的我们来说，医生是最好的心理纾解员。"

在隧道尽头迎来光亮

目前，小凯已经成了一名小学生。妈妈坦言孩子的学习并不轻松，也上着几个兴趣班。"这是一个什么都想学却什么作业都不想写的孩子。"

虽然担心孩子的抵抗力偏弱，但在青岛这座美丽的城市，天气宜人的日子里父母也会带着小凯去公园划船，在静美的湖面上享受日光和惬意的时光。

随着年龄的增长，小凯的抵抗力慢慢地增强了。上小学后，他不怎么感冒和犯鼻炎了。父亲时常会叮嘱他在活动时注意保护自己的肚子，避免碰撞。夏天，妈妈会细心为小凯选择衣服，以遮掩他肚子上的手术疤痕。

其实小凯并不十分清楚自己经历了什么，他对小时候那次重大的手术只有模糊的记忆。父母商量好，以后会找一个合适的时机告知小凯事实，或许会等到他拥有了强大的心智和情绪管理能力。

来自小凯妈妈的 5 个建议

第一，充分认识到保险的重要性。所有家长都希望孩子能够健康地成长，但以防万一，建议在孩子小的时候，为其购买一份适合的儿童医疗保险。

第二，不要与自己的恐惧为敌，也不要逃避。如果有医生提出孩子患有重疾的可能性，错愕之后，不要回避，而要尽早证实或者证伪，毕竟治疗的窗口期是非常宝贵的，这一点极为重要。

第三，不要被莫名的羞耻感吞噬。当我们受了委屈时，或许会希望有人知道，但当巨大的病痛袭来时，我们有可能不想和任何人言及。孩子生病不是任何人的错。哪怕你无法向任何人求助，也要寻找安全的途径或寻求专业的心理帮助，消除自己的负面情绪。只有情绪平稳才能保持理智，心怀希望，积极行动。

第四，接纳现状，尝试建立支持系统。在小凯接受治疗的过程中，家人的付出、病友的支持和医生的信心都给了小凯父母很大的支持，乐观地度过漫长的治疗期和康复期。

第五，在艰难的日子里，不要放弃感受生活中点滴的美好和片刻的温馨，为继续负重前行积攒能量。我们要相信，每一条黑暗的隧道尽头都有光亮。

手术麻醉会影响儿童智力发育吗？

目前为止的临床研究表明，并未发现麻醉会对孩子的智力发育产生影响。但有回顾性研究发现，多次接受手术和麻醉的新生儿和婴儿，到了学龄期学习成绩会有所下降，不过，无法排除这种现象是由手术创伤、患儿体质和疾病本身所致的可能性。所以，如果孩子罹患肿瘤，而手术可能是关键治疗手段，患儿家长无须过多考虑麻醉对智力发育的影响。

另外，对手术而言，合理的麻醉是对孩子的一种保护。在手术期间，难免会产生创伤、出血和剧烈疼痛等问题，这些问题的后果反而更值得我们重视。比如，严重疼痛可能会导致孩子的神经系统出现异常，或者引发其心理和行为的改变，良好的麻醉和完善的镇痛则能有效减少神经和心理紊乱及其他后遗症发生的可能性。

双城治疗之路

文　薄荷

患儿资料

小名：巧巧

性别：女

出生日期：2016 年 4 月

现居城市：山东省济南市

所患病种：卵黄囊瘤

治疗医院：山东省立医院、山东省千佛山医院、天津市肿瘤医院

确诊时间：2017 年 3 月

结疗时间：2018 年 5 月

一岁的巧巧确诊患有生殖细胞肿瘤

2016年春夏之交，随着我国二胎政策的放开，泉城济南的一对小夫妻迎来了他们的第二个孩子——巧巧，巧巧的爸爸是出租车司机，妈妈是会计。

巧巧快一岁时，妈妈在给她洗澡的过程中发现巧巧左侧臀部明显比右侧大。于是，妈妈和奶奶抱着孩子来到山东省立医院，B超检查结果给了她们一个晴天霹雳。

巧巧的左侧臀部肿大是因为患上了骶尾部卵黄囊瘤，这是一种恶性生殖细胞肿瘤，必须马上住院并进行手术。

生殖细胞肿瘤是一种由人体内生殖细胞发展而来的肿瘤，分为良性和恶性。儿童生殖细胞肿瘤主要发生在卵巢或睾丸部位，其次就是骶尾部。巧巧患上的是儿童中最为常见的恶性生殖细胞肿瘤——卵黄囊瘤，也叫内胚窦瘤。如果不及时治疗，这种肿瘤很容易扩散和转移。儿童卵黄囊瘤的早期症状常常是不痛不痒的肿块，很容易被忽略，所以在确诊之前，巧巧的妈妈和奶奶根本想不到孩子患上的是恶性肿瘤。

"我第一感觉是天塌下来了，这可是一种治不好的病啊。"巧巧妈妈回忆说，当时她完全不能接受这个事实，但多个检查项目的结果就摆在她眼前。巧巧妈妈直到巧巧手术前一天的晚上，才将女儿的病情如实告知了巧巧爸爸。

一家六口分工有序，巧巧顺利出院

刚满周岁的巧巧被推进了手术室。

肿瘤必须切除，后续还要进行化疗。原本幸福的祖孙三代不久前刚贷款买了新房，提取的住房公积金变成了孩子的救命钱。

奶奶在家照顾大孙女上学，爸爸加班工作赚医药费，妈妈和爷爷在手术室外焦急地等待。

"手术过程中我被叫去签字，医生说手术可能会影响到神经，导致孩子终身瘫痪。"遭受了一连串打击的巧巧妈丝毫没有犹豫，"相信医生，孩子一定能好起来"是她脑海里唯一的念头。

上午11点半，"我的孩子终于从手术室里活着出来了"。10天之后，巧巧出院了。

巧巧爸爸在辛苦工作之余，加入了各种生殖细胞肿瘤的病友群。是去北京、上海的大医院治疗，还是继续留在本地医院化疗，一家人有些拿不定主意。

巧巧爸爸通过病友群了解到，一个老乡的孩子也患了同样的疾病，用的是国际上经典的化疗方案——PEB，这个方案无论在哪里的医院都可以实施。

于是，一家人打定主意让孩子留在本地治疗。

化疗开始了，效果很不错。第一个疗程结束时，生殖细胞肿瘤的标志性指标——甲胎蛋白水平降到了100以下，第二个疗程结束时甲胎蛋白回归正常水平。

一家人分工有序：奶奶每天来医院送饭，让儿媳和化疗反应强烈的小孙女吃得更营养些；爸爸更加努力地赚钱；妈妈和爷爷日夜轮班陪护巧巧。

就这样，6个疗程过后，效果比预想中还要好。20天后复查甲胎蛋白，医生看完检查结果说巧巧可以出院回家了，以后定期复查即可。一家人悬着的心终于可以放下了。

"孩子终于不用再受罪了。"

脑部复发肿瘤

回家后，一家六口虽然挤在并不宽敞的屋子里，但心里很敞亮，幸福感是一种对比，不是对比别人，而是对比自己的过去。

2017年年底，巧巧妈妈带女儿做复查。抱着活泼可爱的女儿，巧巧妈妈轻松地等待着检查结果，心里期盼着新年的到来。

但天不遂人愿，巧巧的甲胎蛋白水平又超标了，这标志着她的肿瘤复发了。巧巧妈妈的心又提了起来，几乎天天做噩梦。

父母带巧巧来到了天津市肿瘤医院。陌生的城市，陌生的人们，排不上队，挂不上号，口袋里的钱越来越少。好在有病友的帮助，他们找到了知名专家。

多处B超和CT检查都没有找到复发的病灶，就在众人一筹莫展的时候，核磁共振显示在巧巧的脑部有一个肿瘤。

有人告诉巧巧爸爸，这种病一旦复发就没有希望了，尤其是在脑部。听到这样的话，这个三四十岁的大男人哭得像个孩子。

巧巧妈妈虽然此刻内心依然坚定，但还是有个疑问：孩子的生存率到底有多大？

专家建议先给巧巧做化疗，待甲胎蛋白水平正常后再做一次射波刀治疗。两个疗程的化疗后，甲胎蛋白水平终于回到了正常范围，可以做射波刀治疗了。一岁多的巧巧戴着面罩被按在设备下，孩子的哭闹声撕碎了母亲的心。

接下来，又是两个疗程的化疗。

在巧巧病情复发后住院治疗的这段时间里，奶奶在家照顾大孙女，爷爷和妈妈一同陪护巧巧，爸爸一边工作挣钱一边两地奔波。在天津做化疗10天，然后回济南休养7天，一家人就这样坚持了4个疗程。2018年5月16日，巧巧结疗回家。

巧巧上了幼儿园

回家后，一家人遵照医嘱定期带巧巧复查甲胎蛋白，从刚开始的半个月一次，到之后的一个月一次，再到现在的两个月一次。

巧巧妈妈表示，结疗后半年内不复发的话就基本上可以安心了，但她更期待五年生存期快些平安度过。如果五年内不复发，就是医学上的"治愈"了。

现在的巧巧每天在幼儿园和小朋友一起玩耍，在老师的指导下学习了各种知识。在家里，巧巧偶尔会和大她几岁的姐姐争抢玩具，但更多的时候是黏着姐姐问这问那，充满了好奇心。

如何防止患儿的肿瘤复发？

第一，依据肿瘤多学科诊疗模式（简称MDT），制订适合患儿的最佳治疗方案，由相关学科单独或多学科联合执行该治疗方案，对患儿进行规范化治疗；

第二，坚持完成全程的治疗；

第三，一定要按时进行复查评估，尤其是在完成治疗的18个月内。建议所有恶性肿瘤患儿至少随访5年以上，国外实际上已经做到了随访10年甚至是20年。

第四，坚持良好的生活方式，健康饮食，适当运动，保持良好的心情和充足的睡眠。

如何治愈情绪难以自控的孩子

文 雯璇

患儿资料

小名：瓦力

性别：男

出生日期：2014 年 12 月

现居城市：安徽省合肥市

所患病种：肝母细胞瘤

治疗医院：安徽省儿童医院、首都医科大学附属北京儿童医院、

北京大学第一医院

确诊时间：2016 年 1 月

结疗时间：2016 年 7 月

某一天，地球上空气混浊、寸草不生，只剩下了遍地的垃圾和一台日复一日清除着垃圾的机器人"瓦力"。这是动画电影《机器人总动员》中的场景。

　　我们接下来讲述的这个故事的主人公小名也叫"瓦力"。

一份最棒的"圣诞礼物"

　　2014年圣诞节，瓦力过了预产期10天才降生。面对这份最棒的"圣诞礼物"，家人们精心地照顾瓦力，陪伴着他成长。

　　2016年元旦，爸爸像往常一样陪瓦力玩耍，不经意间摸到了孩子肋骨下的一个肿块。他们立即带瓦力去医院检查。但当时接诊的医生并没有发现那个肿块，X射线检查也没有发现异常。

　　细心的爸爸放心不下，一直关注着那个神秘的肿块，并发现它有长大的趋势。行动力极强的瓦力爸妈当机立断，带瓦力去安徽省儿童医院检查，并被确诊为肝母细胞瘤。

厄运突如其来，瓦力的家人甚至来不及放下悲伤，就被命运之轮推着往前跑。孩子的爸爸和小姨分别前往北京和上海寻医，爷爷、奶奶和妈妈则带着瓦力在合肥老家做相关检查。

一周后，瓦力一家启程前往北京，开始了漫长的治疗。

病人治病　家人医心

到了北京儿童医院，一家人仿佛在黑暗中看到了一丝光亮。

"术前医生对我们说，虽然确诊为肝母细胞瘤，但肿瘤的位置不太凶险，大概有8厘米×7厘米×8厘米大小，手术全切的概率还是很大的。"瓦力妈妈回忆道。

手术一切顺利，最终的切除范围为14.5厘米×11厘米×7厘米。

春节前，刚从手术中恢复的瓦力开始了第一期化疗。

与瓦力同病房的孩子都是癌症患儿，抵抗力较差，医院只允许一位家长陪护，这个重担便落到了瓦力妈妈身上。刚满周岁的小瓦力，经常因为化疗的副作用而哭闹。妈妈陪护的日子变得异常难熬，每一天都像在打仗。

采访中，瓦力妈妈多次讲起一句话："如果当时我能了解得更多一点儿……"

采访者好奇地问她："如果有机会回到当初，你想了解些什么？"

"我想了解，作为家长应该怎样面对孩子生病这件事，应该怎样管理好自己的情绪。"她说，"孩子小知道得少，心理负担也小，但家长的心理负担很重。不管是治病方面还是经济方面，家庭成员之间都可能出现一些矛盾。"

"这种时候，家人之间的互相支持显得尤为重要，做好情绪纾解，制订好计划，不要让情绪干扰理性的判断。"

春节到了，瓦力一家回家了。"依稀记得那年北京的冬天空气清新，天很蓝，西什库大街上有一家美味的栗子店。"

结疗了，我们却没有停止战斗

春节后，瓦力在安徽省儿童医院做了 5 期化疗。

化疗期间，药物的强烈副作用导致瓦力在夜里根本睡不安稳。或许是母子连心，每当瓦力哭闹时，只要吃点儿母乳，他不安的情绪就会平复下来。

母乳就这样支撑着瓦力度过了这段痛苦的治疗时期。之后，瓦力也变成了一个可爱的小光头。虽然瓦力可能听不太懂，但父母依然认真地向他解释："你看，病房里的其他小朋友也是小光头，你不要怕，这是正常的。"化疗效果良好，2016 年 6 月底，瓦力顺利结疗。

结疗后家人并未放松警惕，而是严格按照医院的要求定期带瓦力复查。因为频繁地去医院，瓦力产生了严重的抵触心理，一听到医院、医生、护士等字眼就大哭大闹。他上幼儿园后出现了分离焦虑，白天拒绝上学，晚上则拒绝睡觉。

面对瓦力的焦虑情绪，家人尝试了多种方法，但都没有奏效。于是，父母带瓦力去做心理咨询。"言语沟通、身体接触，都能让他更有安全感。理解他的情绪，帮他疏导情绪，这样孩子就会慢慢平复下来。我们大人也一样，孩子刚确诊时我们一直反复问自己，为什么万分之一的概率就降临在了我们的孩子身上。"

"但其实很多事情是没有答案的。与其花时间去纠结，不如及早放下，让自己的情绪得到释放。"瓦力妈妈说。爸爸妈妈尝试着为瓦力做心理建设，让他明白生病是一件很平常的事情。

"关于孩子的病，我们在他慢慢懂事后，一点一滴地告诉了他，让他知道每个人都有可能生病，经过医生的治疗我们都会好起来。"慢慢地，瓦力变得越来越开朗。从开心地和他人打招呼，到主动拥抱、亲吻家人，他现在常常和小伙伴玩得不想回家。

一场历练　一家人的成长

瓦力妈妈回忆起这段日子感慨地说："自己好像又回到了学

生时代，每天都可以学到新知识。"为了了解更多的医疗信息，夫妻俩查阅了很多相关资料，关注了多个权威医生、权威机构的微博或微信公众号等，学到了儿童肿瘤、儿科、药学、营养学、心理学等多方面的知识。

在这个过程中，他们也和孩子之间建立了良好的亲子关系，家庭成员间的关系变得更加亲密。"相互包容、多沟通、有话好好说，那么困难的时期我们一家人都扛过来了，还有什么问题不能解决呢？如果不经历这件事，我不知道我们会是什么样子，但现在的我们觉得很满足、很幸福。跑得过时间，我们就赢了。"

如何关注肿瘤患儿康复后的心理健康状况？

家长应当引导孩子以积极的态度正视疾病，接纳自己身体的变化。儿童肿瘤及其治疗过程对孩子来说是一个很大的挑战。疾病造成的身体变化和痛苦、治疗期间被隔离而缺少与外部同伴的接触、学业的落后，以及担心自己康复后不被同伴接纳等，都会影响患儿的心理健康状况。

在治疗的过程中，在确保卫生的前提下，多鼓励患儿和朋友或病友一起玩，尽可能维持其在生病前熟悉的生活环境。在条件允许的情况下，尽快重返校园，重新融入社交生活。如果孩子或家人有心理困扰，可以请心理医生干预。

肿瘤患儿由于在童年时期经历了特殊的磨难，往往比正常儿童心理更成熟、意志更坚强。家长一定要树立信心，保持乐观，才能更好地陪伴孩子度过疾病痛苦期。

肿瘤破裂，癌细胞会扩散吗？

文　惜彤

患儿资料

小名：丫丫

性别：女

出生日期：2017 年 12 月

现居城市：江西省吉安市

所患病种：肾母细胞瘤

治疗医院：浙江大学医学院附属儿童医院

确诊时间：2019 年 4 月

结疗时间：2019 年 12 月

发现异常

2019年4月，天气日渐转暖，两岁半的丫丫有些精神不佳，家人觉得丫丫可能是犯春困。

5月中旬，爷爷奶奶在给丫丫洗澡的时候，发现她的肚子上起了一个包，但他们以为是磕到了。然而两天后，丫丫尿血了。爷爷奶奶急忙带丫丫去县城的妇幼保健院做B超检查，医生说得很含蓄："这个东西比较麻烦，可能切掉了还会长出来。"在B超报告上，医生写下了"肾母细胞瘤"5个字，但又在旁边画了一个问号。医生建议他们再带孩子去上级医院详细检查一下。

"对于肾母细胞瘤，我们完全不了解。"丫丫妈妈懊悔地说，如果早点儿发现，丫丫的治疗也许能轻松些。

肾母细胞瘤是儿童中最为多发的肾脏恶性肿瘤。肿瘤会从肾脏内开始生长，如果不及时治疗，最终会转移到其他身体部位，危及生命。

这种肿瘤的早期症状并不明显，很多患儿的家长都和丫丫的爷爷奶奶一样，在给孩子洗澡或换衣服时摸到孩子腹部的包块，甚至发现孩子尿血后，才会带孩子去医院检查。而这时，肿瘤已经不小了。

丫丫爸妈在杭州打工，得知这个情况后他们连夜赶回江西老家。他们本打算带丫丫去南昌就医，但又想到去南昌没有落脚的地方，最后决定带孩子去杭州。杭州离上海近，实在不行还可以去上海求医。

丫丫一家到杭州后，附近医院的医生推荐他们前往浙江大学医学院附属儿童医院求医。

入院治疗

在儿童医院等待住院期间，丫丫妈妈觉得自己仿佛与世隔绝。

一分到床位，丫丫妈妈立刻去护士站咨询这里住的患儿是不是都得了恶性肿瘤。在得知有些患儿是因为阑尾炎而住院后，她感到更加孤立无援了。

晚饭过后，有些大人推着"小光头"出来聊天，丫丫妈妈在和他们的交流中，了解到了儿童肿瘤的一些信息。

丫丫妈妈的一个姑父在确诊癌症的9个月后就离世了，所以此前她一直以为，丫丫也会很快离世，但与主治医生的一次谈话改变了她的看法。

"我给孩子安排星期三做手术。"

"这么快吗？我们星期一才住进来。那手术完了呢？"

"手术完就好了呀。"

"'好了'是什么意思？"

"就是肿瘤没有了。"

那一刻，丫丫妈妈看到了曙光。虽然检查结果显示丫丫的病情比较严重，需要做化疗和放疗，但主治医生的话给了她希望。

在妈妈从迷茫无助到充满希望时，丫丫也做出了巨大的改变。

丫丫刚入院时总是哭闹，她害怕打针，也很抗拒冷冰冰的医疗器械，一听到护士叫她的名字就躲起来。但丫丫是个讲道理的孩子，妈妈告诉她，肚子里面长了虫子就要拿出来。丫丫想了想说："好吧，那就让医生把我肚子里的虫子拿出来吧。"自此，丫丫再也没有哭闹过，检查身体时会主动配合护士量血压、量身高，还会乖乖地打针。

肿瘤破裂并不可怕

2019年6月，第一个疗程结束后，丫丫出院回家休养。一天她突然说肚子疼，妈妈带她去附近的医院做了B超检查，但没发现什么异常。丫丫平时比较活泼，磕着碰着也有可能，然而谨慎的妈妈觉得有必要带孩子去杭州检查一下。

检查结果是：肿瘤破裂。

丫丫妈妈觉得天都塌下来了，孩子的生命又要缩短了。

但主治医生告诉她："不要太悲观。"紧接着，一场及时的介入手术让丫丫安全地闯过了这一关。

丫丫的治疗一切正常，并且朝着好的方向发展，妈妈这才放下心来。

因为这种经历，丫丫妈妈成了一个开导者。她用丫丫的例子告诉病友们，只要及时救治，肿瘤破裂并不可怕。

顺利结疗既是"小"事也是奇迹

从2019年5月入院到12月结疗，丫丫共做了4次手术、16次化疗和6次放疗。或许她喊过疼，但是却再没有恐惧过。

虽然丫丫妈妈没有经历过放化疗，但她能体会到丫丫的痛苦。当时还没有完全断奶的丫丫，会抱着她的奶瓶慢慢地睡着，即使只是一小会儿。而很多患儿在化疗期间什么都吃不下，也睡不着。"丫丫断奶迟，没想到这反而成了一件好事，大家都羡慕我，孩子起码还肯喝奶，营养就不是问题了。"

丫丫平时和其他孩子一样调皮，但到了关键时刻，她总是很懂事，从一些生活细节中可以窥见这一点。

丫丫有个比她大两岁的姐姐，平时两个人总爱争抢东西。有一次，丫丫妈妈说这个东西只有一个，如果两姐妹非要抢来抢去，那她只能花钱再买一个。妈妈的本意是让两个孩子学会相互分享，但听完妈妈的话丫丫主动说："我不要了，让给姐姐吧。"

2019年12月，丫丫肚子里的"虫子"已经没有了，她顺利地结疗了。

"肚子长虫"的说法是为了让丫丫更好地配合治疗，丫丫妈妈说以后她会找一个合适的机会把事实告诉丫丫。对于他们一家人，丫丫的康复是一个奇迹，而对于丫丫，这也许只是她人生中非常"小"的一件事情。

"现在的每一天我都觉得来之不易，而且我坚信她可以陪我到老。"

儿童肿瘤的手术方式一般有哪些？

一是诊断性手术。

（1）穿刺活检：包括细针吸取活检和粗针穿刺活检。细针活检是细胞学检查，对判断肿瘤的良恶性很有价值；粗针穿刺对判断肿瘤的病理类型有重要意义。

（2）开放手术活检：通过传统的开刀手术切除部分或者整个肿瘤送病理检查，以明确诊断。

（3）内镜活检：基于腔镜、胃镜等获取肿瘤标本，进行病理检查。

二是治疗性手术。

（1）根治性手术：以彻底切除肿瘤为目标，也是实体肿瘤治疗的关键环节。

（2）姑息性手术：针对晚期恶性肿瘤，为减轻症状、减轻疼痛、延长生命而采取的切除部分肿瘤的手术。

三是预防性手术。

对有潜在恶性趋向的疾病和癌前病变做相应的切除，以防止恶性肿瘤的发生。

四是重建与康复手术。

为了改善肿瘤患者的生存质量，提高长期存活率，可考虑采取重建手术方式（手术切除肿瘤后需对组织进行修补和重建，改善患儿的外形与功能，应用较多的有头颈部肿瘤、乳腺肿瘤、关节和骨肿瘤、软组织肿瘤等）。

滑膜肉瘤患儿的漫漫求医路

文　王媛

患儿资料

小名：希希

性别：男

出生日期：2013 年 1 月

现居城市：广东省佛山市

所患病种：滑膜肉瘤

治疗医院：中山大学附属肿瘤医院

确诊时间：2017 年 5 月

结疗时间：2017 年 9 月

2017年5月17日，4岁多的希希被确诊患有滑膜肉瘤。

希希的爸爸妈妈没有告诉希希，让他左手肘肿得老高并且疼痛难忍的肿块叫"滑膜肉瘤"，而只说那是"坏细胞"。

实际上，当时滑膜肉瘤对他们来说也相当陌生。

从确诊那天开始，希希爸爸就踏上了求医问药之路，奔波于佛山、广州、上海、北京等地。他还加入了多个病友群，并查阅和学习跟滑膜肉瘤相关的中外医学文献。

和很多恶性肿瘤患者一样，希希的治疗也经历了误诊、确诊、手术、放疗、化疗等过程。但和很多恶性肿瘤患者不一样的是，希希拥有一位学习能力很强的父亲。

可以说，希希治疗过程中最关键的决定，是希希爸爸凭借自己掌握的知识做出的，他在不同医生给出的治疗方案中做出了最优选择，保住了希希的手臂。

找到更专业的医生

在希希的手肘因为肿胀而疼痛难忍的时候，希希的父母并没有意识到那是恶性肿瘤，以为只是外伤后遗症。他们带着希希到骨科医生处做推拿，但三次推拿之后，希希手肘的肿块非但没有缩小，反而更大了。

此时，希希的父母终于意识到问题的严重性，于是带希希做了核磁共振检查。结果出来后，影像科主任判断可能是恶性肿瘤。

从外伤后遗症到恶性肿瘤，夫妻俩无法相信这个结果。而接下来的病理检测结果表明希希患的是滑膜肉瘤。滑膜肉瘤是一种软组织肉瘤，多发于四肢和躯干的关节周围，常见于青少年人群，在5岁以下的孩童中极少发生。

滑膜肉瘤的首选治疗方案是手术切除，同时结合化疗与放疗。对于四肢部位的滑膜肉瘤，如果无法同时兼顾完全切除肿瘤和保留肢体功能，手术时可能就要考虑截肢。当时医生给希希父母的治疗建议是：在没有发生转移的前提下，优先考虑截肢。

确诊恶性肿瘤和建议截肢这两个信息让夫妻俩彻底崩溃了，他们在医生的办公室里哭得双眼通红。

"为什么我的孩子会得这种病？""除了截肢，就没有其他办法吗？"这些问题盘旋在希希爸爸的脑海中，幼小的儿子即将失去一条手臂，他不甘心！

既然当地医院没有治疗经验，就去找更专业的医生。

决定去中山大学附属肿瘤医院问诊的前一晚，希希爸爸临时起意，带着家人到照相馆拍了一张全家福。

在广州经过诊断，希希一家带着"化疗缩小瘤体再手术"的治疗方案回到当地医院，准备做化疗。

化疗效果不明显

有些滑膜肉瘤的资料显示，儿童肿瘤患者对化疗较为敏感，所以一家人把希望都放在了即将开始的化疗上。

希希爸爸回忆说："第一疗程相对顺利，孩子没有太多的不良反应。"不过，希希开始掉头发了，还为此剃了个光头，爸爸也陪着他剃了个寸头，迎接第二疗程的到来。出乎意料的是，希希在第二疗程中多次呕吐、疼痛难忍。更让人着急的是，肿瘤体积不仅没有缩小，反而增大了。这种完全不合常理的状况让希希爸爸极为不安。不是说儿童对化疗很敏感吗？为什么对希希无效？

希希爸爸想到，如果孩子对化疗不敏感，即使换一种化疗方案也未必有效，还有可能导致孩子错失有利的手术时机。而希希为什么对化疗不敏感，这个问题他仍然没有找到答案。

再难懂也要看

在希希确诊患有滑膜肉瘤之后，希希爸爸就开始在网络上搜索该病的相关信息，但能找到的有效信息少之又少。

于是，他把搜索途径从百度、知乎等大众平台转向了医学专业领域，先是查阅国内的医学资料，后来发展到阅读国外医学文献。

医学资料晦涩难懂，有较高的专业知识门槛，而希希爸爸硬是一篇篇地钻研，至今他已经阅读了成百上千篇医学文献。

在希希治病的那段时间，希希爸爸白天陪护希希，晚上攻读医学资料。

"医学文献那么难懂，你是怎么坚持下去的？"被问到这个问题时，希希爸爸毫不迟疑地答道："再难懂也要看！"

现在，虽然希希结疗了，但希希爸爸还在用他积累的医学知识帮助其他人。

升级的质疑和艰难的抉择

希希治疗过程中的每个重要决定几乎都是希希爸爸做出的，他坦言，做决定是压力最大的事。

肿瘤切除手术是希希治疗过程中的第一个重要节点，也是一个十字路口。可喜的是，经过3小时45分钟的肿瘤切除手术，希希的手臂保住了。

然而，这个手术也给希希爸爸带来了新的难题。

难题之一是，肉瘤应该扩切，但医院没有给出切缘报告，手术效果如何也就没有实际的病理支撑，这让希希爸爸十分揪心。难题之二是，医院给出的后续治疗方案是先进行两个月化疗再进行放疗。但希希对化疗不敏感，继续化疗等于白白浪费两个月的治疗时间。

在病友的推荐下，希希爸爸联系上了北京的肿瘤医生。

在北京，希希爸爸不但得到了"手术伤口愈合后，马上开始大剂量放疗"的治疗建议，还解开了希希为何对化疗不敏感的疑问。后来，他在查阅《欧洲关于早期儿童青少年滑膜肉瘤的回顾性报告》时，也找到了支撑这位医生观点的科学依据。

就这样，希希爸爸决定带孩子回佛山做放疗。

跟希希同病房的病友都是成年人，没有年纪相仿的小朋友跟他一起玩，所以爸爸妈妈为他带了各种东西，比如画笔、玩具等，给希希解闷。

在最后一期放疗，为了保证效果，医生建议最好在希希睡着后做放疗。

每次放疗，都是爸爸一早叫希希起床锻炼，出发前妈妈给希希服下安眠药，然后在车上哄他睡觉。等希希睡着后，他们再从停车场把希希抱到放疗室做放疗。

远去的人和留下的人

如果看过电影《我不是药神》，你一定会对影片中的一个组织印象深刻，那就是"病友群"。患相同病症或者有相似经历的患者在群里分享信息、交流心得，群主通常是负责汇聚信息且拥有最多资源的人。在希希确诊后，希希爸爸加入了很多病友群，其中一个对他来说意义重大，因为北京的那位医生就是这个群的群主阿羊推荐给他的。阿羊也是一位滑膜肉瘤患者，他在15岁时确诊，10年后肿瘤发生转移。阿羊对希希爸爸的帮助不仅仅是推荐医生，他还发了很多有用的资料给希希爸爸。

或许是"久病成医"，阿羊教给希希爸爸的还包括在跟医生沟通时怎样抓重点，问哪些实质性问题，而不要纠结于复发率、转移率、治愈率等意义不大的数字。

阿羊离世之后，希希爸爸和十几位群友送了阿羊最后一程。

现在，希希爸爸成了这个群的新群主，他用自己掌握的知识、信息和经验为群里的其他患者及家属提供帮助，提醒他们可能遇到的风险和可能获得的治疗机会，以及如何跟医生沟通等。

肉眼全切、次全切和部分切除分别指什么？

肉眼全切指肿瘤被全部切除，再无肉眼可见的肿瘤病灶残留。次全切一般指肿瘤切除程度在90%以上。部分切除一般指切除程度不到肿瘤体积的90%。有些研究对肿瘤切除程度的定义略有不同，不同患者的具体切除程度和范围需与医生仔细沟通后确定。

肿瘤科年龄最小的患儿

文 宇宁

患儿资料

小名：然然

性别：女

出生日期：2015 年 11 月

现居城市：四川省成都市

所患病种：尤文肉瘤

治疗医院：四川大学华西医院、四川大学华西第二医院、首都医科大学附属北京儿童医院、北京协和医院

确诊时间：2016 年 3 月

结疗时间：2017 年 6 月

4个月大的女孩被推进了手术室

2015年11月，然然出生在四川成都。2016年3月，然然的父母在给4个月大的然然洗澡时，发现她的左边大腿上部长了一个包块，他们急忙抱着然然到四川大学华西医院儿科就诊。

经过检查，医生初步诊断然然腿上的包块是肿瘤，需要尽快切除以判断其性质。听到"肿瘤"两个字，然然的爸妈立刻蒙了：肿瘤怎么可能会出现在4个月大的婴儿身上？

出生后，然然一直非常健康，家族也没有肿瘤遗传史，然然怎么会长肿瘤呢？这肯定不是真的。虽然心中充满疑惑，但华西医院的床位非常紧张，容不得他们再多想，然然必须尽快住院做手术。

2016年4月，手术时间确定了。在孩子被推进手术室的那一刻，然然爸妈顿时泪流满面。经过4小时的手术和24小时的ICU观察，然然爸妈终于在普通病房里见到了自己的孩子。

等待活检结果的日子更加煎熬，爸爸妈妈白天陪孩子，晚上则在网上查阅相关资料，生怕错过了宝贵的治疗时间。大约半个月后，然然的病被确诊为尤文肉瘤。

即使手拿诊断书，然然的爸爸妈妈仍无法相信才几个月大的女儿患上了恶性肿瘤。这会不会是误诊？其他医院会不会给出不一样的诊断？爸爸当机立断，带上多余的切片去北京做病理分析。然而，北京积水潭医院和北京儿童医院的诊断结果与华西医院一致。然然爸爸至今还清晰地记得在北京儿童医院做检查时医生逗弄然然时说的一句话："这么乖的宝贝，怎么会得这么可恶的病？"

洗澡都变成了一种奢求

然然爸妈希望给然然找到最优的治疗方案。除了咨询华西附属第二医院之外，他们也咨询了北京、上海的多家医院。最终，他们决定让然然在华西附属第二医院做化疗。2016年7月，然然开始化疗，并且遭遇了巨大的挑战。

为了精准用药，同时规避相应的用药风险，对然然最理想的用药方式是经动脉插管至心脏处给药，管子一旦插好就需要减少与固定插管处相关的肢体活动。然然是当时科室里年龄最小的患者，因为她的血管很细，仅插管就耗费了两个多小时。这种给药方式使洗澡也变成了一种奢求，为了防止感染，平时只能给然然进行局部擦洗。

值得注意的是，尤文肉瘤有着特殊的患病机理，化疗过程中患儿的外黏膜很容易接触细菌并诱发感染。因此，不管是然然本身还是她接触的人和物品，都需要家长时刻小心，以预防感染。

化疗期间每天的血常规检查，对于然然也是非常痛苦的经历。然然的血管细，护士很难一次性找准血管。

第二次手术，从成都转战北京

2016年11月，然然做完4次化疗，肿瘤体积进一步缩小。根据标准化治疗流程和CT检测结果，化疗医生建议孩子及时进行二次手术，这也是绝大部分肿瘤患儿需要面临的问题。

可二次手术面对的挑战更大，然然的爸爸妈妈拿着女儿的病例去北京、上海的多家医院问诊。2016年12月，然然终于排到了北京儿童医院的手术档期。姥姥、姥爷留在成都照顾然然的姐姐，爸爸、妈妈和奶奶带着然然到北京进行二次手术。

又是4个多小时的煎熬与等待，好在手术进行得非常顺利。

其间，医生把然然的父母叫到手术室门口，给他们看切除的肿瘤，并表示进行了扩切。

由于北京儿童医院的床位非常紧张，在做完二次手术的第四天，然然不得不出院。考虑到孩子术后身体虚弱的问题，父母带着然然在儿童医院附近休养了十多天。他们一边给术后的孩子补充营养，一边制订接下来的放疗计划。

放疗的一个多月里，为了减少然然的感染风险，他们租住在协和医院旁边，而且每次放疗都提前1个多小时到医院。由于然然年龄太小了，不能做到安安静静地接受精准放疗，而医院里等待放疗的患者又排着长队，每个人的治疗时间都很有限。于是，然然父母承担起放疗期间让然然不乱动的艰巨任务。除了调整然然的生物钟，比如让她晚睡早起，还要给她服用安眠药，保证放疗时她处于沉睡不动的状态。

终于，然然顺利地完成了放疗，各项指标逐渐恢复正常，爸妈悬着的心也放了下来。

独一无二的印记

从4个月大确诊到一岁半，然然经历了两次手术、10次化疗和20多次放疗。2017年6月，然然结疗出院，回归正常生活。

父母谨遵医嘱，结疗后的前半年每三个月带然然去医院复查一次，之后每半年复查一次。现在然然的各项体检指标均正常，并在2018年9月顺利进入了幼儿园。聪明活泼的然然爱说爱笑，十分讨人喜欢，还爱上了画画和运动。

然然完全不记得那段痛苦的生病经历，但两次手术在她左腿上留下的十字形伤疤没有消失。她看着长长的疤痕，沮丧地问妈妈："为什么别的小朋友没有这样的疤痕？"

妈妈向然然展示了自己剖宫产留下的疤痕，告诉然然疤痕是每个人独一无二的印记。看到妈妈的疤痕后，然然不再介意自己腿上的疤痕了。

PICC（经外周静脉穿刺的中心静脉导管）置管后患儿能洗澡吗？

装置PICC一侧手臂的清洁是非常重要的，以避免感染的发生。置管侧手臂可以淋浴，但不能进行盆浴和泡浴。淋浴前可以用保鲜膜在置管部位缠绕2~3周作为"临时袖套"，用胶布固定两头，确保贴膜边缘距离袖套边缘3~5厘米，并在淋浴时举起置管侧手臂。对于不能沐浴的患儿，需每日清洁贴膜以外的手臂皮肤。沐浴后如有敷料浸湿，需及时联系护士换药。

"我想找回原来的自己"

文　夏雨

患儿资料

小名：心心

性别：女

出生日期：2007 年 4 月

现居城市：河北省保定市

所患病种：髓母细胞瘤

治疗医院：首都医科大学附属北京天坛医院

确诊时间：2017 年 7 月

结疗时间：2018 年 12 月

体育课上突然晕倒

2007年4月，我的第一个女儿出生了，小名"心心"。4年后，我又生下了第二个女儿。

2017年6月，上小学的心心在体育课上突然晕倒，老师、同学赶紧把心心送到医院。夏天、户外活动、晕倒，我以为女儿要么是中暑了要么是低血糖，但我没想到这只是病魔露出的獠牙。

2017年7月中旬，心心吃早饭时常恶心呕吐。我和妻子以为孩子只是肠胃不舒服或吃了不干净的食物，于是我们精心调整了她的饮食，但呕吐的症状不见缓解。

我们带孩子去了家附近的医院，听我们描述完症状，医生建议给心心做个脑部CT。我有些疑惑，难道不是肠胃问题吗？

让我们十分震惊的是，CT结果显示心心的脑部长了一个肿瘤，有4厘米大小。

这么大的脑部肿瘤，就算我对医学一窍不通，也知道这件事非同小可。医生建议："你们带孩子去大医院看看吧，做好心理准备，这个病可能很严重。"

当时我只有一个念头：赶快弄清楚女儿生了什么病，尽快找到能救她的医生。

确诊髓母细胞瘤

七八月份的雨来得又急又猛，我们一家的生活也在那一天急转直下。

冒着大雨，我们连夜赶到了北京天坛医院。一位神经外科的医生问我们："你们还有其他孩子吗？"

我很清楚他是什么意思，但我心底的声音异常坚定：两个女儿，一个都不能少。

接着，医生告诉我们，心心的存活率大概是20%~30%。这在很多人看来可能是一个小概率，但它关乎我女儿的生命。即使再小的概率，乘以无穷的努力和坚持也会变大，所以我们绝对不会放弃。

情况紧急，心心住进了特需病房。好在手术安排得很及时，入院后一周，8月15日，心心就接受了手术。经过活检，心心被确诊为经典型髓母细胞瘤（WHO IV型），恶性程度很高。幸运的是，医生告诉我们肿瘤切除得很干净，而且髓母细胞瘤对放疗很敏感，只要后期的放化疗跟上，治愈的机会就很大。

看着心心术后恢复得很好，我们心里踏实了一点儿，没想到的是，后面还有更大的难关在等着我们。

心心术后持续发烧一个多月，每天都是38度以上，还伴有术后沉默、肢体障碍等问题。

心心一天不退烧，后续治疗就要往后推，而放疗和化疗如果不能及时跟上，就白白浪费了手术效果。

医生和我们一样着急，想出各种办法给心心退烧，消炎药、抗生素试了个遍，效果都不理想，只能做腰穿。大部分孩子在治疗过程中一共只需要做两次腰穿，而心心仅仅一个月就做了十几次腰穿。

腰穿的效果依然不尽如人意，需让脑脊液顺利下流，心心才能退烧。这要求她每天下床活动，但因为术后四肢障碍，心心暂时走不了路。我不得不让她靠在我身上，拉着她一步一步地在病房里来回走，每天至少走二十几趟。

炎炎夏日，每次我们父女俩都走得满头大汗，发高烧的心心难受得说不出话来，很多家属和护士都为她加油。

我们的辛苦总算没有白费，心心的体温终于慢慢降下来了。

要强的女儿渴望找回原来的自己

接下来就进入放化疗阶段了。在放疗前，需要为心心制作面罩，因为它在放疗过程中能起到固定和保护作用。因为面罩必须严丝合缝，制作时心心要全程趴着且保持静止。可她总觉得喘不上气，面罩也就一直做不好。

由于心心术后发烧耽误了很多治疗时间，我很清楚这个阶段的时间对她有多宝贵。于是我每天用水盆接满水，让心心把头埋进去练习憋气，练习了两周多，心心的憋气时间达到了半分钟以上，面罩制作的问题也就迎刃而解了。

大概是前期吃过的苦已经够多了，接下来的治疗相对顺利，心心也没有发生强烈的放化疗反应，身体各项指标均良好。

去世纪坛医院做放化疗时，心心还不能好好地走路，妻子怕孩子累，想让孩子坐轮椅，但我不赞同这样做。心心是个较为敏感的孩子，光头和走路不便已经让她有些自卑了，所以我下定决心，以后的日子我都要让她活得有尊严。

每次去做放化疗，我都会搀着她一步一步慢慢走。经过两年的走路练习，心心现在已经可以自如地走路了。

面对医院里的一切，心心也会委屈和害怕，但她从来没有在我们面前抱怨过。

心心生病前在全国的健美操比赛中拿过奖，但现在一下子变成了连走路都有困难的病人，她有时会一边翻看以前跳健美操时的照片，一边默默地流眼泪。

每次看在眼里，我心里都说不出的难受。

康复之路上不可或缺的力量

心心共经历了32次放疗、8次化疗，我们在北京待了将近两年时间。虽然求医之路很漫长，但现在回忆起来，那段时间也是安静美好的。

我带孩子做完治疗回家就能吃到妻子做的饭菜，孩子身心状态好时我们还能带她在北京游玩一下。那两年我们把全部心思都放在为孩子治病上，除此之外好像没有其他烦心事了，我们找到了和孩子的最佳相处模式。

结疗之后，心心虽然短时间内不能回归她心爱的健美操队，但她还是积极地面对生活，培养了其他兴趣爱好，比如编程、象棋、绘画。

2020年9月，心心重返校园，老师和同学都很关照她。女儿生病前我以为当今的社会人情淡漠，但这两年来，我深切地感受到世界上的好人其实有很多。医生的用心救治、病友的帮助和鼓励，以及老师、同学对心心的悉心照顾，都是心心康复之路上不可或缺的力量。

心心出院回家后，我问她对未来的预期，心心说她想开一个文具店，不仅能养活自己，还有用不完的学习用品。我愿意全力支持她实现这个愿望，更希望她能健健康康地走过岁岁年年。

患儿接受治疗时，哪些原因可能会引起疼痛？

引起疼痛的常见原因可分为三类：

第一，治疗尚未起效时由原发疾病导致的疼痛，比如骨痛。

第二，由治疗的副作用或并发症导致的疼痛，比如，当使用抗肿瘤药物治疗时，患儿会出现口腔内溃疡痛、肛门周围的脓肿痛；当药物产生损害胃肠的副作用时，患儿会出现胃痛；一些激素类药物会引起缺钙性骨痛；当药物从静脉注入时，可能会引起静脉炎和疼痛。

第三，有创操作导致的疼痛，比如手术治疗引起的伤口疼痛，骨髓穿刺、腰椎穿刺、打针、抽血、放置引流管等也会引起疼痛。

父母用爱和知识助力两岁女儿抗癌

文 夏雨

患儿资料

小名：小苹果

性别：女

出生日期：2017 年 1 月

现居城市：上海市

所患病种：横纹肌肉瘤

治疗医院：上海交通大学医学院附属上海儿童医学中心、

复旦大学附属儿科医院、上海交通大学医学院附属新华医院、

山东省肿瘤医院

确诊时间：2018 年 10 月

结疗时间：2019 年 10 月

清晨的第一缕阳光照进窗内，对小苹果一家来说，这不仅代表着新的一天的开始，也代表着小苹果又平安地度过了一天，距离五年生存期更近了一步。

如果不是亲眼见到小苹果的厚厚的病历和她脚上的伤疤，你可能很难相信，活泼乖巧的她曾辗转4家医院，经历了12次化疗和28次放疗，更曾命悬一线……

确诊腺泡型横纹肌肉瘤

2017年1月10日，上海的一对小夫妻迎来了他们的宝贝——小苹果。小苹果眉眼弯弯，是个人见人爱的小丫头。

对小苹果爸爸来说，离开老家打拼多年，如今有了深爱的妻子和贴心的"小棉袄"，温馨的三口之家让他觉得十分幸福。

2018年7月中旬，小苹果跟着爷爷奶奶回到云南，在温度适宜、空气清新的老家度过了一个惬意的夏天。

十一假期，小苹果爸妈也回到云南老家。晚上，小苹果妈妈发现小苹果的右小腿异常肿大，右脚有肿块。因为这里地处山区，树木繁茂，妈妈以为这是常见的蚊虫叮咬导致的。

可是，几天过去了，肿块一直未消，还变大了。小苹果爸妈带小苹果去当地医院的骨科就诊，但医生未能给出明确的诊断。医生听说夫妻俩在上海工作，建议他们带孩子回上海做进一步检查。听到医生这么说，小苹果爸妈没等到假期结束，于10月6日就带着小苹果回到了上海。B超检查结果给出了两种可能性——横纹肌肉瘤和神经鞘瘤，小苹果爸妈从未听说过这两个名词，他们颤抖着用手机搜索，"恶性肿瘤"4个字深深地刺进了他们心里。

一切检查都在加急进行着，眼看就可以做活检手术了，小苹果却突然发烧了。除了等待孩子退烧，其他什么都不能做。

10月17日，不到两岁的小苹果终于被推进了手术室。平时怕生的她总是怯生生地待在爸妈身边，而这次爸妈只能陪她到手术室门口，小苹果好像知道自己要面对什么一样，不哭也不闹，只是睁着大眼睛看着爸爸妈妈，好像在说："我要做手术啦，我会乖乖的，你们放心吧。"

等待活检结果的日子异常难熬，术中的快速病理检测已经确定是恶性肿瘤，但要等到最终病理报告出来，才能制订详细的治疗方案。

10月29日，小苹果的病理报告出来了，她的病被确诊为腺泡型横纹肌肉瘤。

化疗反应强烈，小苹果的脸肿成了电灯泡

在恶性肿瘤面前，时间就是生命。

没有时间纠结和痛苦，残忍的事实逼迫一家人打起精神前行。小苹果爸妈通过复旦大学附属儿科医院的病友群，学到了不少关于儿童恶性肿瘤的知识。"直到今天，我仍然非常感谢虽然素未谋面但热心给予我们帮助和支持的病友们。"小苹果爸爸说。

11月7日，支气管炎痊愈的小苹果开始做化疗了。但在化疗期间，小苹果的血象一直不太好，几乎每次都要输血小板、打升白针，而且每一疗程都发生感染，一再冲击一家人本就紧绷的神经。

第一疗程刚开始，小苹果就出现了发烧、血象低的症状，打完升白针、输完血小板，小苹果的白细胞和血小板水平还是只降不升，几乎低到零。随后，高烧不退、咳嗽、流鼻血等症状也出现了。

情况紧急，医生立即安排小苹果入院。接下来整整一周，

小苹果吃不下东西，精神状态极差，每天只能注射大量的营养液。与此同时，药物也要从细细的血管注入她虚弱的身体。

日复一日的输液让小苹果手脚肿得不像样，苍白的小脸也肿得像电灯泡。住了十几天院，小苹果的病情终于缓解了，体温渐趋正常，血象回升，也能进食了。

三次化疗之后，就要考虑做肿瘤切除手术了，这个手术非常关键，直接影响到肿瘤的预后。到哪家医院找哪位医生来做手术成了小苹果爸妈需要慎重考虑的问题。

小苹果爸爸四处奔走，咨询了多位医生和病友的意见，了解到天津医科大学肿瘤医院的王景福医生在儿童肿瘤治疗方面有着丰富的经验。于是，小苹果爸爸只身前往天津，见到了王景福。

"我是从上海来的患儿家长，我想找您咨询一下。"

王景福从小苹果爸爸手中接过小苹果的病历，一页一页地翻阅，耐心地与小苹果爸爸讨论小苹果的病情和治疗，并表示他可以做这个手术。最后，王景福让小苹果爸爸春节后到山东省肿瘤医院找他，确定一下手术时间。

春节后，小苹果爸爸前往山东省肿瘤医院，和王景福主任确定了手术时间，在小苹果第五期化疗后的恢复期。

这次手术进行得很顺利，肿瘤被完全切除，孩子的主要腓神经和未受到影响的肌肉也被保留下来。

用12次化疗和28次放疗战胜肿瘤

从山东省肿瘤医院出院后，小苹果一家回到上海，继续按部就班地做放疗和化疗。

小苹果共做了12次化疗和28次放疗，每一次都让爸爸妈妈十分揪心。他们早已数不清度过了多少个辗转反侧的夜晚。

"我们不知道未来会发生什么，只盼着孩子能一天天地好起来。"小苹果妈妈说。小苹果一家怀着这样的信念熬过了一天又一天，小苹果终于顺利结疗。

小苹果结疗一年后，于2020年开始上幼儿园。或许是因为生病时年纪尚小，痛苦的治疗并没有给小苹果留下心理阴影。在幼儿园她穿着漂亮的小裙子，和小朋友嬉闹着。

对小苹果爸妈来说，结疗只是一个新的开始，以后还有定期复查在等着他们。但他们会尽力让小苹果过上正常的生活，好好感受这个世界，一起迎接第一个、第二个以及更多个五年的到来。

手术后患儿身上的引流管需要放置多久可以拔除？

不同的手术、不同部位的引流管拔除时间也不同，不同的医生对拔管指征和拔管时间的判断可能存在些许差异。腹腔引流管待引流液呈无色或淡血色且连续2~3天引流量小于20~30毫升后可拔除；胆道T型引流管一般需留置2周以上，需夹闭24~48小时且无腹痛、黄疸、发热等症状方可拔除；负压引流球无引流液后可拔除；脑室或硬膜下引流管需待脑脊液性状好转或无明显引流液方可考虑拔除，引流管最多可留置2~4周不等（抗感染管可留置较长时间），否则需更换引流管；普通皮下引流管或引流皮片一般可留置2~3天，并根据引流液量和性状决定何时拔除。一些手术需进行预防性置管，根据观察目的不同也会有不同的置管时间。

治病十年，成长十年

文　王媛

患儿资料

小名：青青

性别：女

出生日期：1993 年 2 月

现居城市：北京市

所患病种：骨肉瘤

治疗医院：北京积水潭医院、北京大学人民医院、
北京大学肿瘤医院

确诊时间：2003 年 7 月

结疗时间：2009 年 2 月

10岁，青青被确诊为右腿成骨性骨肉瘤；12岁，又被确诊为左腿成骨性骨肉瘤。

为了治病，她接受大大小小、不同部位的手术共计7次，做完最后一次手术那一年，她20岁了。

23岁，她大学毕业，扔掉双拐。2020年，她27岁，工作4年。

10岁前我是无忧无虑的闹腾孩子

"我小时候是一个挺闹腾的孩子。"青青笑着说。

青青特别喜欢轮滑，放假期间成天穿着轮滑鞋，写作业的时候也不脱，她享受速度带来的刺激感。

有一年寒假，她和表姐去滑冰。一般冰场外围边缘都有些凹凸不平，其他孩子遇到这种情况通常会减速，但青青正相反，她想加速越过不平整的地方，结果一跤摔出去好几米，表姐都吓呆了。青青说，她不知道摔过多少次跤，身上总是伤痕累累。

青青不光闹腾，还有很强的好胜心。在生病之前，她的学习从未让爸妈操过心。她说："如果我不完成作业就会被老师批评，这多丢人啊。"

正是这种不服输的性格，让青青在患癌之后能够坚持治疗，不言放弃。

"10 岁那年，我住进了'快乐女生'病房"

2003年，青青10岁，上小学四年级。有一天，她的右侧小腿肿了一个包，但不怎么疼。潜意识害怕去医院的她一直没跟爸妈说，直到周围的人发现她走路姿势不对劲，她才去做了X射线检查，并被确诊为成骨性骨肉瘤。

青青父母放下了手头所有的事情四处寻医。

随后，青青住进了北京积水潭医院，在这里做了第一次手术——右腿胫骨手术。

"你当时害怕吗？"

"说实话，那时候我一点儿也不害怕。我是一个好奇多于恐惧的人，住院让我感觉换了一个新鲜的环境。"

本以为一两周就能出院，却没想到一住就是4个月。"那是我最闹腾的日子，现在回想起来都不觉得那是在治病。"青青的病房里，先后住进来三个与她年龄相仿的女孩，热闹极了。

青青是病房里年纪最小的一个，却是最顽皮的。她经常给其他病友讲笑话，逗得她们笑个不停。大家都很喜欢她，叫她"小鬼头"。

在讲述这一段经历的时候，青青常会忍俊不禁。比如，化疗之后胃口不好，她就偷偷溜去医院外面的饭馆吃，回来后还跟病友交流哪家饭馆好吃、哪家不好吃。化疗期间剃了头发，别人问她是不是少林寺的小和尚，她觉得自己"酷极了"。病友来自不同的地方，她跟着她们学会了不同地方的扑克牌打法，以此打发时间……

就连做手术，青青也没有一点儿心理负担，她更加好奇从自己身体里切除的那部分东西是什么样子的。

"手术后一年，我离死亡那么近"

青青左腿肿瘤的确诊时间比右腿晚了近两年，切除手术是在青青12岁时（2005年6月）做的，然而手术后一年左右，左腿肿瘤复发了。

青青当时就崩溃了：本以为只要治了就能康复，怎么会复发呢？

她体会到什么叫世界是黑白色的，所有色彩都从她的生活中消失了。更让人抓狂的是，医生给她做任何治疗，都没有效果，"干脆想放弃了"。

就这样，在治疗的10年间，青青多次徘徊在坚持和放弃之间，多次体会着希望和失望。

"10年间，你知道我每天付出多少辛苦吗？"

10年的治病经历让青青变得话少人也闷。在初回人群的时候，说什么话、怎么说，她都要想很久，"真的很累"。

青青的小腿和大腿都接受了手术，术后的康复训练必不可少。普通人做起来再自然不过的关节弯曲和伸直，对青青来说却是天大的难事。

每天白天青青都会花6个小时在床上练习腿打弯，有时她觉得自己练得还不错，但到了第二天腿又不会打弯了，这种失望几乎贯穿了青青的整个康复过程。

"想得开"爸爸和"超细心"妈妈

在青青眼里，她的爸爸是个十分乐观的人，非常想得开。

青青的病确诊后，爸爸辞掉了工作，全力以赴陪女儿治病。爸爸并不觉得"生存率为40%"的病有多凶险，坚信只要按照医生的方案治疗，女儿就会康复。

在北京积水潭医院治疗期间，只要条件允许，爸爸就会用轮椅推着青青，穿过胡同去什刹海玩。

第一次手术后，爸爸几乎不眠不休地照顾青青，眼睛里布满了血丝。

相比爸爸的乐观，青青妈妈则细心得多。青青第一次确诊的时候，妈妈从医生诊室出来后痛哭不已，这是青青第一次看见妈妈哭。后来为了治好青青的病，妈妈跑了多家医院，一心想为青青找到更合适的治疗方案。青青的治疗之路，也从北京积水潭医院，到中国人民解放军总医院（301医院）和北京大学人民医院，再到北京大学肿瘤医院。

23 岁扔掉双拐，我是兽医专业的毕业生

生活总要继续，23岁，青青终于扔掉了双拐。

一切都在朝好的方向发展，在这期间，青青读过职高，又考上了大学，攻读她喜欢的兽医专业。之所以选择这个专业，是因为青青从小就喜欢小动物，比如兔子、乌龟、小鸡、小鸭子、鱼、荷兰猪等。每次说起养小动物的事，青青都是眉飞色舞的。

"你知道吗，我下楼玩儿，身后会跟着一群小鸭子，神气极了！""你知道吗，荷兰猪跟人类一样，自身都不能合成维生素C。""你知道吗，我们家最多的时候养了30多只小乌龟。"

因为对小动物的喜爱，一直以来，青青都想当一名兽医。但她目前的身体状况并不允许，不过她始终没有放弃自己的梦想。

不可否认，青青今后在工作和生活方面都会面临比常人大得多的压力。

幸好，青青是一个比较会为自己的将来做打算的人，她参加了不少社会活动，比如去养老院做义工等。她通过这些活动不断和社会接触，逐渐变得开朗起来。

在北京的一个英语角，青青还收获了一段爱情。虽然以分手告终，但她并没有因此遗憾和沮丧，而是继续等待着下一段爱情的到来。

儿童肿瘤5年不复发，就算治愈了吗？

专业人士很少用"恶性肿瘤治愈"的说法。一般来说，大部分儿童恶性肿瘤的恶性程度较高，生长迅速，但往往也对化疗、放疗等治疗手段敏感。对于这样的肿瘤，结疗后如果5年不复发，复发的概率就会很小，并被视为临床治愈。有的低度恶性肿瘤和个别特殊肿瘤远期会复发，但毕竟是少数。

需要强调的是，目前恶性肿瘤的治疗手段可能会给儿童带来一些远期的毒副作用，所以即使超过5年未复发，也要坚持定期随访，注意可能出现的肿瘤本身和治疗手段对儿童健康状况的远期影响。

我能长大

"我想去两岁时住过的
儿童肿瘤病房看看"

文 冯帆

患儿资料

小名：鹏飞

性别：男

出生日期：1993年4月

现居城市：山西省大同市

所患病种：肝母细胞瘤

治疗医院：首都医科大学附属北京儿童医院

确诊时间：1995年2月

结疗时间：1996年4月

"20多年了，提到那件事情，我还是会忍不住地伤心。"鹏飞妈妈哽咽着说。

1岁7个月大的娃娃确诊肝癌

1994年春节去外婆家拜年。舅舅看到可爱的鹏飞，随口说了一句："这孩子的肚子怎么鼓鼓的，还有些硬，你们要不要带他去医院看看。"

鹏飞的爸爸妈妈没有把舅舅的话当作耳旁风，而是带鹏飞去医院做了腹部B超。儿科主任看到B超结果，脸色沉了下来："孩子肝上有个点，可能不太好，去三院复查一下吧。"

在三院做完一系列检查，医生初步诊断是肝癌，并建议他们尽快去北京看病。

第二天，鹏飞父母带着孩子和家里所有的钱，匆匆赶往北京。一家人来到301医院。幸运的是，他们那天见到的医生恰好是北京儿童医院小儿外科泰斗张金哲的徒弟。

医生开门见山地对鹏飞父母说："孩子的这个病不好治，后期要花很多钱，你们考虑一下吧！"

鹏飞父母向医生表达了要救孩子的坚定决心，医生手写了一张纸条，让他们拿着它去儿童医院找张金哲。他们当时并不知道张金哲院士在中国小儿外科领域是一位德高望重的人物，只清清楚楚地记得医生的话："去找张金哲吧，如果他说能救，孩子就有希望。如果他也无能为力，你们就抱着孩子回家吧。"

在儿童医院度过了两岁的生日

在儿童医院，张老先生表示，鹏飞的病虽然棘手，但孩子对药物敏感，所以有治愈机会。当然，失败的风险存在于治疗的每一个环节。于是，那个老问题又摆在了鹏飞父母面前：要继续治疗吗？

鹏飞父母很快就有了决断，既然他们三个今生是一家人，那什么也不能把他们分开，他们会抓牢彼此，绝不轻易放手。

做完手术，鹏飞在北京儿童医院度过了他的两岁生日。

7岁时指标全部恢复正常

手术非常顺利，鹏飞出院回到大同，宣告这场战役取得了阶段性胜利。接下来是两年的持久战，鹏飞一家每3个月就要去北京儿童医院做一次复查，拿上化疗药物回大同做化疗。

疾病并没有在鹏飞心里留下太多印记，他对那些温暖的瞬间反倒记忆犹新。

这个让他一出生就面临挑战的世界，并没有把他变成一个缺乏安全感的人。

"父母对我的体育锻炼特别重视，从小到大没间断过。我小时候要往返5公里去游泳，一游就是好几年。后来参加骑行俱乐部，我爸特别支持我。"鹏飞回忆道。

鹏飞妈妈也提到，为了增强鹏飞的免疫力、提高他的身体素质，他们一直支持他参加各种体育运动。

鹏飞在回忆他的成长过程时表示，他一直觉得自己跟其他男孩没什么不同。父母在学习上对他要求严格，不允许他掉队，周末他也要参加英语、书法等课外辅导班。

7岁时，鹏飞的各项指标均恢复正常，一家人与疾病的战斗终于结束了。

22 岁时加入病友交流群

对鹏飞来说，幼年时的那场战役给他留下的记忆是模糊的，只有那道小手指粗的横跨整个腹部的疤痕会时不时提醒他自己曾经是个癌症患者。

22岁时，一个偶然的机会，他在电脑上搜索"肝母细胞瘤"，然后误打误撞加入了一个"病友交流群"。

进群后的大部分时间里，鹏飞一直在"潜水"。这个群的成员大多是患儿的父母。新加入的成员往往都表现得无助、惶恐、小心翼翼，而有经验的成员更从容、坚定，并且无私地分享自己的求医经验。

当群里的其他成员知道他不是患儿父母，而是曾经的癌症患儿时，本就热闹的群立刻沸腾了。大家你一言我一语，询问鹏飞现在的感受，以及他治愈后的20年来的生活，并为他能像普通人一样上学、工作而感到开心。

之后，鹏飞在群里的发言渐渐多了起来，经常安慰患儿的父母。

这些年来，群里的人来来往往，而鹏飞一直在群里。每到自己人生的重要时刻，比如结婚的日子、宝贝女儿呱呱坠地的时刻，鹏飞都会往群里发张照片，希望大家共同见证他的美好生活，也希望自己能给患儿家长充足的信心去跟疾病作战。

鹏飞说他特别想去探望一下当年给了他第二次生命的张老先生，他还想去自己两岁时住过的儿童医院的病房看看，给现在住在那里的患儿带去治愈的希望。

儿童肿瘤能治愈吗？

儿童肿瘤患者的整体生存率可达到80%以上，远高于成年人。儿童肿瘤治疗效果之所以更好，一是因为肿瘤特性决定了其对化疗更敏感；二是因为儿童身体状态好，能承受更高度的放化疗，治疗后恢复能力也更强；三是因为家长越来越重视给孩子做体检，从而能做到早发现、早诊断、早治疗，大大提高了治疗效果。

儿童实体肿瘤经过规范的治疗和随访，大多数常见肿瘤的患儿最后都能康复，回归学校生活，直至结婚生子。所以，家长、医护人员应该关注儿童的长期生存质量。在制订治疗方案时应秉持这样的理念：既要保证疗效，又要尽量减少治疗相关的毒副作用，让孩子们能够安全、健康地度过今后的人生。

尤文肉瘤与向日葵大使的故事

文 刘淼淼

患儿资料

小名：大文

性别：女

出生日期：2011 年 1 月

现居城市：浙江省温岭市

所患病种：尤文肉瘤

治疗医院：复旦大学附属眼耳鼻喉科医院、
上海交通大学医学院附属上海儿童医学中心

确诊时间：2017 年 6 月

结疗时间：2018 年 8 月

从一瓶眼药水开始

2017年6月初，大文的眼睛出现红肿症状，滴完一瓶眼药水后仍未见好转。一天，大文爸爸在吃早饭时发现女儿的眼睛好像凸出来了，就急忙带女儿去了医院。眼部CT检查结果出来后，医生初步诊断为恶性肿瘤，并建议大文爸妈赶紧带孩子去上海做进一步检查。大文妈妈实在想不通：孩子平时生活很有规律，恶性疾病怎么会找上她呢？

6月14日，一家三口来到复旦大学附属眼耳鼻喉科医院，一系列检查过后，大文被确诊为尤文肉瘤。

2017年6月17日，大文接受了手术。术后过了一个多月，大文住进了上海儿童医学中心，准备做放疗和化疗。2017年8月1日开始放疗时，大文的肿瘤从原发的2.5厘米复发至5厘米。

病房很紧张，5个孩子一间。大文上疗时，赶上其他患儿下疗。"针一打上去，孩子就蔫了，整个人趴在床上几个小时，一动不动。"

第一个疗程是4天，大文妈妈安慰女儿："你看那些孩子，他们都挺高兴的，4天后你也会没事的。"

带孩子在上海看病期间，大文爸妈在医院附近与别人合租，脱产陪伴了大文整整一年。其间，合租的房客换了三轮。

这一年的陪护，让大文妈妈睡觉时变得格外警醒。"她只要一动，我就会摸摸她的额头，看她有没有发烧，整个晚上几乎都是这样，幸亏我身体状况比较好。"大文妈妈说。

女儿剃光头，妈妈剪长发

大文很喜欢自己的长发，第一个疗程不肯剃头，下疗就感染了。发烧输液时，另一个患儿的妈妈跟大文说头发一定要剪，否则就会感染。大文这才含着眼泪剃光了头发，大文妈妈也剪掉了自己的长发。

上疗时大文十分难受，什么都不愿意吃。幸好有个小男孩一直在鼓励大文，让她一定要吃东西，吃下去才会不难受。

整整一年，一家三口都没有回过家，他们觉得住在医院附近更安心，一旦有什么突发状况就可以及时赶到医院。

大文病情稳定时，爸妈还会带她去迪士尼、海洋公园。大文妈妈认为应该多带孩子出去走走，医院的环境比较压抑，时间长了孩子会更不舒服。

2018年8月22日，经过12次化疗和24次放疗，大文出院回家了。

学会在雨中翩翩起舞

住院期间，妈妈经常给大文讲故事。后来大文自己拿着手机听故事，妈妈则在旁边看着她。举不起手机时，大文就会喊妈妈给自己做按摩。"我一心扑在她身上，坚信这一切都会过去的。"大文妈妈回忆道。

直到现在，大文妈妈还是全职在家陪伴孩子。

"我觉得自己把孩子照顾好就行了。毕竟，孩子是最重要的。"大文妈妈感叹道。

医院里有很多和大文情况类似的孩子，他们得到了来自公益组织的关爱。志愿者们会为患儿们上音乐、美术、手工课，也会帮患儿们辅导落下的功课，偶尔还会组织联欢会之类的活动，以调节患儿们的心情。

大文一直有一个服装设计师梦。2018年3月28日，愿望成真基金会联系设计师根据大文的设计理念为她制作了一套裙子，大文在那场经典时装秀上压轴登场，成为现场年龄最小的服装设计师。

治疗之初大文很抗拒光头，每次出门都要戴帽子，否则坚决不出门。后来，她慢慢地接受了，不戴帽子出门也不会在意别人异样的目光。复学后，妈妈没有给大文学习上的压力，从不检查她的作业完成情况，反而是大文会自觉完成作业。

因为生病，大文比正常孩子晚了两年上学，是所在班级的大姐姐。班主任很信任大文，让她担任班长，她也喜欢和同学交朋友。

时隔4年，提起这些往事，大文妈妈释怀地说："一路走来，我们走了很多弯路，但现在我们满怀信心。"

对于其他正在与病魔抗争的家庭，大文妈妈给出了她的建议：

患儿父母要保持平常心，无论孩子的病情多么严重，既然已经发生，就要坦然接受和面对。

她说，生活不是静待风暴过去，而要学会在雨中翩翩起舞。

如何帮助患儿面对化疗造成的脱发问题？

不同的患儿对脱发会有不同的反应。刚脱发时孩子可能不太容易接受，甚至会生气或忧郁。家长要和孩子多沟通，帮助孩子把负面情绪发泄出来，让孩子心情舒畅一些。对于年龄较大的患儿，家长可以告诉孩子这只是化疗产生的暂时现象，化疗结束后头发还会重新长出来。

此外，孩子通常会比较在意自己的外貌。家长可以给孩子买一顶孩子喜欢的假发或帽子增强孩子对外表的自信。如果选择戴假发，一定不要图便宜买劣质假发，否则容易导致孩子发生感染，应尽量购买质量好的生物假发。

大提琴少女与"儿童癌王"狭路相逢

文　冯帆

患儿资料

小名：茜茜

性别：女

出生日期：2004 年 4 月

现居城市：广东省广州市

所患病种：神经母细胞瘤

治疗医院：香港大学深圳医院、

浙江大学医学院附属儿童医院、香港港怡医院

确诊时间：2019 年 9 月

结疗时间：2020 年 12 月

十几岁，正值青春年华，人生可能会在这个阶段面临很多关键的转折点。

神经母细胞瘤被称为"儿童癌王"，险恶、高发，但极少发生在青少年身上。

茜茜是一个擅长拉大提琴的女孩，17岁时，除了烂漫的青春，她还与神经母细胞瘤不期而遇，让她和她的家人措手不及。

异国夏令营发现不明包块

红色的信号灯一闪一闪，直到检测完最后一种可能性，才能发现问题所在。

茜茜的确诊过程同样如此。从最初她发现自己常常腰疼，到最终拿到活检结果，已经过去了一年。在这一年里，她瘦了

40斤。

2018年上半年，茜茜即将升入初三。她在忙课业的同时也没有间断练习大提琴，日子过得十分充实。其间，茜茜觉得自己的腰不舒服，时常疼痛。由于茜茜小时候腰肌受过伤，拉大提琴也需要依赖腰部力量的支撑，再加上初诊时医生的判断，她和家人一直以为这是腰肌劳损的症状。

接下来几个月，茜茜在广州医院的骨科、内科之间奔波。遵照医嘱贴膏药、做按摩，但腰疼并未缓解。

暑期，茜茜参加了一个美国数一数二的青少年艺术夏令营。茜茜是其中唯一一个来自中国的孩子，也是唯一一个女大提琴手。身处异乡的一个半月里，茜茜的身体向她发送了一个明确的信号，她摸到自己的大腿根处有一个直径约5厘米的包块。

冷静赴港求医

2019年9月30日，十一假期即将到来。茜茜的活检结果出来了：神经母细胞瘤。

开学不到一个月，茜茜就办理了休学手续。茜茜的肿瘤分级属于四期高危，癌细胞正在她的身体里嚣张地四处进攻，统计学意义上的治愈率很不乐观。

爸爸开诚布公地让她做好心理准备："接下来的化疗会很难受。"茜茜当然明白，但为了让父母安心，她故意轻描淡写地说："不就相当于得了几个月的肠胃炎嘛，没什么大不了的。"茜茜妈妈很了解女儿："她尽量不让自己去想后果，想也没有用，直面当下才是最要紧的。"

而一家人眼下最重要的事情就是确定治疗方案。如果选择广州本地的医院，十一假期一结束马上就可以开始治疗，可以充分抓紧时间。另一个选择是去香港，香港有位擅长儿童与青少年肿瘤诊疗的陈志峰教授，还有一种尚未在内地上市的针对神经母细胞瘤的免疫药物。但茜茜至少得再等上7天才能赴港求医。

最终，为了后续的免疫治疗衔接顺利，十一假期一结束，茜茜一家就赶到了香港。陈志峰教授看完茜茜的病历资料，为她制订了化疗、手术、自体移植、放疗、免疫的治疗方案。正是这个长而复杂的方案，把五年不复发率提高到了70%。

150天与治疗和平相处

陈教授建议茜茜在香港大学深圳医院进行前期化疗，这在确保方案和疗效一致的前提下，帮助茜茜一家节省了一笔不小的治疗开支。

2019年10月15日，茜茜在港大深圳医院开始了为期3个月左右的化疗。恶心、脱发、虚弱等典型的化疗副反应，全都在她身上出现了。

化疗期间，茜茜的血象一直不理想，除了两次短暂的出院，她几乎一直住在医院里。为了尽可能地避免感染，即便睡觉，茜茜也会戴着口罩。

2020年1月，第一阶段的化疗结束后，茜茜一家马不停蹄地赶到杭州。在那里，擅长儿童实体肿瘤手术的浙大儿童医院的王金湖主任主刀了茜茜的手术。

16小时的手术、12小时的ICU观察，术后第五天茜茜出院了。

由于术后无法乘坐飞机，1月底，一家人乘高铁返回广州。回到家中，一家三口像从前那样围坐在一起吃了一顿饭。饭后，茜茜再次住进港大深圳医院，去做第二阶段化疗，为期两个月。

"距离"真是一种神奇的存在

2020年4月，茜茜准备接受自体干细胞移植，她要"进仓"了，在里面独自待一个月。

仓里算不上局促，但光滑的四壁、冰凉的仪器难免让人觉得寂寞，幸好随时可以跟妈妈微信聊天。回想那段时间，茜茜觉得距离真是一种神奇的存在，有时人明明在身边，却好像相隔万里，无话可说，而有时就算隔着厚厚的隔离玻璃，仍能感受到对方的气息。

在仓里度日，茜茜得用比平常慢得多的速度来打理自己的生活：换衣服、洗漱、倒水、吃饭，仅是这些就已经花去了她每天大部分的时间和精力。

她的胃口变差了，味蕾变迟钝了，吃饭变得像吃药一样。她会努力多吃点儿，这样才能与疾病继续抗争。

日复一日，茜茜在仓里度过了她的16岁生日。

在法律意义上，18岁是成年的标志，而茜茜提前两年就实现了她的"独立"。

顺利出仓后，茜茜又接受了一系列放疗。2020年7月15日，她到香港准备实施最后一个治疗环节——为期半年、5个疗程的免疫治疗。

茜茜在病床上研读了《肿瘤营养学》，并从中发现了烘焙的乐趣，乐此不疲地钻研着她的新爱好。2020年12月31日，茜茜完成了最后一次免疫治疗，她终于可以回家了。

对茜茜来说，2021年不仅是崭新的一年，还是光亮的一年。她用自己人生中不寻常的400多天谱写了一份胜利的乐章。

哪些肿瘤类型的患儿需要做自体干细胞移植？

需要做自体干细胞移植的肿瘤性疾病主要包括：复发/难治性恶性淋巴瘤、高危神经母细胞瘤、高危髓母细胞瘤、多发性骨髓瘤，以及其他复发/难治性实体肿瘤，比如原始神经外胚叶肿瘤、恶性生殖细胞瘤、视网膜母细胞瘤、横纹肌肉瘤等。

单亲爸爸陪孩子共抗癌症

文　止微

患儿资料

小名：鑫鑫

性别：女

出生日期：1996年11月

现居城市：重庆市

所患病种：肝母细胞瘤

治疗医院：重庆医科大学附属儿童医院

确诊时间：2004年7月

结疗时间：2010年7月

2021年除夕，窗外烟花盛放。鑫鑫爸爸看着饭桌旁亭亭玉立的双胞胎女儿，心里尽是幸福与满足。

"他坐在床边抱着我哭"

2004年7月，一个闷热的夏日傍晚，7岁的鑫鑫和她的双胞胎妹妹在姑姑家无忧无虑地玩耍。

晚上两姐妹洗完澡后，姑姑发现鑫鑫的衣服不知何故翘起了一块，她赶忙摸摸鑫鑫的肚子，发现了一个硬硬的包块。

第二天，姑姑和爸爸带着鑫鑫去当地一家医院做检查，医生初步诊断是肿瘤，并建议他们赶紧带孩子去重庆治疗。

在鑫鑫的印象里，爸爸一直是冷静坚强的。检查过程中，爸爸没有流露出一丝脆弱。但刚回到家里，爸爸却一下子抱住了不知情的鑫鑫。"他坐在床边，抱着我痛哭。"鑫鑫回忆说。

当天下午，家人又带着鑫鑫去了当地另一家医院，希望可以就近治疗。遗憾的是，受客观条件所限，那家医院也无法治疗这种棘手的儿童癌症。为了节省时间，爸爸与其他亲人商量后，决定让大伯第二天清晨坐最早一班汽车去重庆医科大学附属儿童医院挂号，幸运的是，大伯挂到了王珊主任的号。得知这一消息后，姑姑立刻带鑫鑫去重庆儿童医院诊治，爸爸和奶奶则在家努力筹钱。

经过进一步检查，鑫鑫被确诊为肝母细胞瘤。不幸中的万幸是，由于发现较早，鑫鑫的肿瘤处于中期，可以及时进行手术。

2004年7月28日是鑫鑫做手术的日子，护士推着病床来接鑫鑫，但鑫鑫坚持自己走上"战场"。

家人站在手术室外，目送着鑫鑫的背影，祈祷她凯旋。

术后治疗：另一场持久战

手术持续了4个小时，对鑫鑫的家人来说，这段时间仿佛凝固了，而鑫鑫进入了另一个世界。手术室的门终于打开了，医生的一句"手术顺利"，将鑫鑫平安地送回到他们身边。

手术结束了，但抗癌之路才刚刚开始，鑫鑫还需要做化疗、介入治疗等辅助治疗。

鑫鑫的母亲在她很小的时候便离开了这个家，鑫鑫和妹妹平时主要由奶奶照顾，鑫鑫爸爸靠在工地打零工谋生。鑫鑫生病后，为了照顾生病的鑫鑫，爸爸放弃了工作，专心陪护女儿。

而高额的医药费仿佛一座大山，沉重地压在这个经济拮据的家庭之上。

同住一个大院的邻居们知道了鑫鑫的情况，自发筹款给鑫鑫治病。当地的居委会、妇联也发起捐款活动，以支持鑫鑫的后续治疗。

被善意包围的鑫鑫变得越发坚强，每次化疗、打针都十分配合，不哭不闹。

鑫鑫越懂事，爸爸越心疼。因为化疗，鑫鑫大把大把地掉头发，时不时地发烧，也吃不下东西。每次化疗结束，由于白细胞水平上不去，鑫鑫不能出门，也不能回家。

作为重庆儿童医院儿童肿瘤科介入治疗的第一例实验者，鑫鑫遭遇了一件惊心动魄的事情。介入治疗需要全麻，护士要从鑫鑫的大腿大动脉处打针输药，可回到病房后，鑫鑫爸爸没压住棉球，血喷涌而出。好在医生及时赶来，将血止住了，鑫鑫爸爸现在回想起来还心有余悸。

"受到了别人的帮助，也要懂得回馈"

2010年7月14日，经过肝母细胞瘤一期手术、3次化疗、3次介入治疗和两次免疫治疗，鑫鑫的最后一次复查也结束了。

从发病到结疗的5年时间里，鑫鑫一边做着定期化疗和介入治疗，一边坚持上学。因为不能做剧烈运动，上体育课时鑫鑫一般都会独自待在教室里。班主任怕鑫鑫孤单，常牵着她的手在校园里散步。就这样，鑫鑫一步一步地回归到正常生活的轨道上。

白驹过隙，从确诊到现在已经过去了17年。今年25岁的鑫鑫成了一名幼儿园老师，每天早上7点半，鑫鑫会从家赶到幼儿园，迎接小朋友们入园。"看着他们，就像看到了美好的希望。"

"我能想到的两个字就是幸运。"鑫鑫爸爸对于女儿的经历充满了感慨。事实上，这份幸运是家人的爱和无数陌生人的善意共同缔造的。

"我常常告诉鑫鑫姐妹，受到了别人的帮助，也要懂得回馈。"鑫鑫常会去她当初接受治疗的儿童医院参加公益活动，分享自己的抗癌故事，以此激励更多家庭重拾勇气和希望。

采用了靶向药物和免疫治疗，还需要做化疗吗？

答案是：需要。儿童肿瘤对化疗和放疗都非常敏感，而且儿童肿瘤的化疗效果远好于成人。虽然出现了一些新的治疗手段，包括靶向药物和细胞疗法，但传统的手术、化疗和放疗仍然是治疗儿童肿瘤的主要手段。

儿子白血病康复后，
我来到血液科做医务社工

文　阿卓

患儿资料

小名：家豪

性别：男

出生日期：2011 年 7 月

现居城市：广东省深圳市

所患病种：急性淋巴细胞白血病

治疗医院：深圳市儿童医院

确诊时间：2016 年 6 月

结疗时间：2016 年 12 月

我叫阿卓，是家豪的爸爸。2011年，家豪的出生带给我无限欣喜。但是，2016年6月，5岁的家豪在深圳市儿童医院被确诊为急性淋巴细胞白血病B系中危。

自此，我和儿子一起踏上了抗癌之路……

儿子确诊后我蒙了38天

一开始，家豪的症状是发烧、骨痛，身上还出现了淤青。去了几次医院，医生的诊断大多是普通的发烧、骨痛或生长痛。

检验科的一名护士说："你家孩子的血红蛋白水平一次比一次低，你带她去大医院好好查一下吧。"

儿童节那天，我带家豪在外面玩，顺道去旁边的妇幼医院做了检查。门诊医生看完检查报告后怀疑孩子患了白血病，当天家豪就住院了。

可是，家豪在医院住了一两个星期，做了很多检查，都未能确诊。

后来，我们在深圳市儿童医院做了骨穿，血液科的麦惠容主任告诉我，家豪被确诊为急性淋巴白血病B系，我听后就愣住了。

这种"蒙"的状态，在我身上持续了38天。

护理不好导致儿子受罪，我很自责

确诊白血病后，家豪开始做化疗。我每天都是凌晨两三点睡，早上六七点就要起床，这种习惯一直持续到现在。

化疗期间，最害怕遇到的情况就是发烧。白血病患儿抵抗力低，发烧之后很难痊愈，需要不断上药。

家豪发烧的时候，体温经常超过39度，十分痛苦，但我爱莫能助，只能更细致地照顾他。所以，请各位患儿家长一定要重视护理。

家豪在化疗期间，我跟他睡一张床，没想到就导致了他被感染，可能是因为大人携带的细菌比孩子多。所以，化疗期间应该让孩子一个人睡。

孩子一旦感染就很危险，一是病情不容易控制，二是容易引发许多并发症。

不怕吃药和打针的小勇士

急淋白血病的治疗有一个较长的维持期，患儿需要每天口服化疗药和定期回医院复查。

刚开始，家豪非常害怕吃药。第一次成功地服药之后，家豪非常有成就感，说："看，爸爸，我把药吞下去了！"之后，每次他都会自己乖乖吃药。

害怕打针应该是孩子的天性，医院的验血处就像一个战场，家长们各种生拉硬拽、威逼利诱，孩子们则各种哭闹反抗。让我记忆深刻的是，有一次家豪抽血复查，遇到一个特别害怕抽血的小病友。家豪安慰那个小病友说："你不要怕，没事的，你不要看着护士阿姨抽血，只要不看就不会害怕了！"

回想治疗期间，家豪几乎每天都要抽血，还有比这更可怕的腰穿、骨穿、高烧、呕吐、感染……在化疗药的各种副作用的折磨下，孩子承受的痛苦足以让一个成年人崩溃。

经过6个月的治疗，2016年12月，家豪出院了。2017年9月，家豪上小学了。经过一年级对校园生活的适应，到了二年级，他的各科成绩都很棒，心态也很好。

我从来不会向他人隐瞒孩子的病，虽然我希望所有人都不用异样的眼光看待家豪，也能用平常的心态看待曾经患过肿瘤的孩子们。

我在医院做社工

　　我如今在深圳市儿童医院血液肿瘤科做社工，面对任何一个新入院患儿的家长，我首先会介绍自己是社工。其次，我会介绍自己的另一个身份——曾经的患儿家长。我会把家豪治疗期间的照片给他们看，还有家豪现在的照片，并告诉他们家豪已经是一名小学生了。

　　他们看后眼睛里会闪烁着希望的光。

　　我也会跟他们分享治疗期间患儿家长应该如何护理孩子才不会发生感染等经验。

　　我一般上午9点半到医院，我的工作主要是陪孩子玩和跟家长聊天。如果有新入院的患儿，护士会第一时间通知我，我就会去和他们聊天，帮他们做心理建设。

　　我的手机里有五六十个患儿的微信，我愿意帮助生病的孩子勇敢面对并战胜病魔。

　　　　　　　如何预防感染？

　　预防感染的注意事项包括：勤洗手，保持食物和饮水的清洁卫生，保持良好的生活卫生习惯；居住环境保持清洁，房间定时通风；提高患儿密切接触者的免疫力，减少患儿与感染患者接触的机会。

与此同时，家长应每天注意观察孩子是否咳嗽、流涕、鼻塞，以及大小便是否正常。帮助孩子检查口腔、咽喉、外阴和肛周，测量体温，看看有没有感染或发热迹象。如果有，应第一时间告知医护人员。

此外，还要注意陪护人员的卫生和感染情况。

接受，面对，拿下！

文 Olivia妈妈

患儿资料

小名：Olivia

性别：女

出生日期：2007 年 8 月

现居城市：上海市

所患病种：急性淋巴细胞白血病

治疗医院：上海交通大学医学院附属上海儿童医学中心

确诊时间：2015 年 12 月

结疗时间：2018 年 5 月

Olivia是我的独生女，她的名字源自莎士比亚的《第十二夜》，她的出生是我和丈夫自大学开始的12年爱情的结晶。

我们将全部的爱和心血都投注在她身上。拥有健康快乐的人生，如挺拔的大树般枝繁叶茂荫浓，是我们对她的期许。

"这么大的孩子能听懂，要不要让她先出去一下？"

生活总爱和人们开玩笑，2015年11月，我们家的生活就发生了一场"大爆炸"。

一天吃晚饭时，上三年级的孩子说起当天在学校做年度体检的医生告诉她，她的血红蛋白只有八十几，远低于正常水平。

我和丈夫决定带她到医院做下检查。一系列大大小小的检查，陆陆续续出了结果。遵照医嘱，虽然骨穿报告需要一周的时间，但周五或许也能出来，我们就去复诊了。

医生抬眼看了一下坐在诊桌旁的孩子，转过来对我们说："这么大的孩子能听懂，要不要让她先出去一下？"

我和丈夫当即对视了一下，心里知道不妙，便好声劝孩子到诊室外面等一下。

然后，我们听到医生缓缓地说："骨穿结果是急性淋巴细胞白血病。"我一下子有点儿蒙，感觉眼前晃了一下，急忙抓住了身旁丈夫的手。

我感觉到他的手有些颤抖，转头一看，发现他的额头上冒出了大颗大颗的冷汗。

我让丈夫出去陪着孩子，自己则留在诊室里仔细地就治疗方案、治疗计划和大致费用一一询问了医生，并留下联系方式等待入院通知。

从诊室出来后，我走向外面的候诊大厅，远远地就看见了穿着紫色羽绒服的孩子，她独自站在大厅的围栏边，茫然地看向我。我快步走过去，这才看到在孩子身边、被立柱挡住了身影的丈夫，他颓然地坐在地上，双手抱着膝盖，头深深地埋了进去。

我心中一恸，一手把孩子拉过来紧紧地抱着她，又蹲下身来，用另一只手抱着丈夫……

虽然已过去数年，但那段经历的一幕幕仍历历在目。

"蛮好的，蛮好的，住进来很快就可以开始化疗了"

从医院回家的路上，我向公司领导申请了长休假，小范围地与几个相熟的朋友通报了孩子的病情，并请他们帮忙寻找和提供医院及治疗的相关信息。到家时，朋友们反馈的信息足以让我们决定去上海儿童医学中心血液肿瘤中心（下文简称"儿中心"）治疗。

12月14日周一早上，我在朋友圈发了六个字："接受，面对，拿下！"这算是宣告了我对当下局面的态度和对未来必胜的信心。

这天下午，在儿中心的诊室里我们见到了慈眉善目的顾老先生，他是儿中心血液科的创始人之一。听到他微微眯着眼笃定地说"蛮好的，蛮好的，住进来很快就可以开始化疗了"，我紧绷了好几天的神经终于可以放松一点儿了。

很快，我们收到了住院通知，又很顺利地赶在入院前一天临近下班的时候拿到了本区指定医院的转诊证明（上海市少儿住院基金跨区使用的必需材料），这些都让我心中生出了更多的希望。

因为前期诊断资料完整，孩子周三入院，当天下午就开始做化疗。住院之前，我们和孩子沟通了生病的事实，以及接下来要休学接受治疗的安排。入院的当天中午是孩子要闯的第一关：

骨穿、腰穿同时做。

我只能紧紧地握着她的小手，怀着深深的爱看着她的眼睛，缓缓地对她说："妈妈爱你，如果可以，妈妈愿意和你交换身体，替你承受这些痛苦！骨穿、腰穿的确很痛苦，妈妈知道你害怕，但我们要勇敢一点儿，好好配合医生，这样做起来就会很顺利，时间也能短一点儿，你就能少痛一会儿。我的宝贝是最棒的，妈妈为你骄傲！"

当穿刺室的门打开、我进去抱她出来的时候，看到她并没有像其他孩子一样哭闹。除了眼睛有些红，她正安安静静地躺在穿刺床上等着我。

在场的医生对她说："你配合得很好，真是个勇敢的好孩子！"

在整个急淋白血病的治疗方案里，骨穿和腰穿的次数差不多有20次，但我的孩子一次也没有哭闹过。

入院第一天和主治医生谈话，我从中得到了两个重要信息：一是儿中心的急淋白血病治疗方案，时间跨度为两年；二是按照他们之前做的统计，平均治疗费用在8万元左右。

我的关注点在"两年"上面，难道孩子要休学两年？缺失了两年与同龄伙伴共同成长的经历，孩子今后能不能很好地回归学校、回归社会？能不能适应新的环境，融入新的团体？身体的病痛可以治好，但心理的障碍如何才能消除？这样一想，好像头顶的那团乌云又厚了一些。

回到病房，我只是和孩子提了一句："我们可能要两年以后才能回学校上学了。"

孩子一听，身体顿了一下，眼神一下子暗淡了，嘴里好像咕哝了一句："我就喜欢我现在的班级，虽然我们总是拿不到第一，可我就是喜欢！"

我看了她一眼，无言以对。

时间在一天天的输液、打针、吃药中过得很快。其间，孩子经历了在长春新碱和柔红霉素的联合攻击下的呕吐和腹痛，忍受着地塞米松带来的强烈饥饿感，以及碍于门冬低脂饮食要求不能吃得尽兴的口欲纠缠。

2016年的新年到来了，女儿的班主任史老师带着礼物和班上同学手绘的祝福卡来医院看望孩子。住院这么长时间后终于又见到了老师，此前一直没有哭闹过也没有提过学校、老师和同学的孩子声嘶力竭地哭了。

我看着这一幕，心里的感受难以言表。她流下的泪水，就像一种告别，和现在的同学、老师告别，给之前的顺遂人生按下暂停键。她预想不到将来的道路会是什么样子？

元旦假期一过，孩子迎来了第一次微小残留病检查。检查结果全都如我们所愿，后续将按照低危等级的方案进行治疗。

第一个疗程就此结束，终于可以出院了。

接受，面对，拿下！ 195

"孩子十分配合治疗，积极乐观，真是个好孩子"

第三个疗程，也是第一个大剂量氨甲蝶呤（黄药水）疗程，孩子需要再次住院。

入院这一天正好是大年三十。这次赶上孩子爸爸放假，全程都是他陪夜，我则在家和医院间奔波。

过年期间的上海，是一座空城。

除夕夜7点半，我在病房里陪他们父女俩吃了一顿简单的"年夜饭"，然后收拾餐具离开医院，开车回家再陪我的父亲吃顿年夜饭。

车子行驶在空荡荡的马路上，收音机里播放着喜庆的贺年歌曲。我看着道路两边居民楼里的温暖灯光，想着除夕夜一家四口分开两处的光景，忽然悲从中来，眼泪不受控制地流了下来。

3月下旬，第四个黄药水疗程即将结束，这也是最后一个住院疗程了。

总体来说，孩子的治疗过程是很顺利的，每一个阶段都实现了治疗目标。要说有什么小插曲的话，门冬过敏算一个。

第三次做皮试的时候，过敏反应出现了，试了几种保守方案都不行，最后只能换进口的培门冬，针数则缩减到原来的1/5。

现在回想起来，在第二个门冬疗程，打到第三针的时候，孩子的屁股已经开始红肿，每晚我都要用毛巾给她热敷缓解。到第五针和第六针的时候，孩子两边的屁股都红肿疼痛，走路也受到了影响，只得坐轮椅。

当时我们都没往门冬过敏上面想，但我知道门冬过敏会引发胰腺方面的急性症状，很凶险，后来越想越可怕。所以，做家庭护理既要胆大还要心细，并及时与医生沟通，这算是我们的一点儿"教训"。

零发烧，零感染，零升白针，零次输注血小板，一次输注全血，这是我们在强化疗阶段的"战绩"。

2016年8月底，打完最后一针柔红霉素，拔除PICC，孩子顺利结束强化疗，进入维持阶段。

Olivia戴着帽子上学差不多有一年半的时间，其间没有一次遭到同学的质疑或戏弄，大家都在默默地爱护和关心着她，这种感觉真是温暖。

和学校生活同时顺利进行的，还有我们的维持治疗。

"你们不会有问题的"

在坚持正规完整治疗的同时，我们也一直努力让孩子像正常孩子一样生活。

2017年的圣诞节是个周末，女儿想和同学一起去参加两天一夜的童军冬令营，我们同意了。这是一次大胆的尝试，要知道她当时还需每天服用巯嘌呤，所以她不但要带着药去参营，还得保证自己在天寒地冻的户外待上两天不着凉、不感冒，那也是自她生病以来头一次两天不在我们身边。

那两天我过得提心吊胆，只能靠逛博物馆和补觉来打发时间，但孩子过得很开心，教官拍摄的照片上她都在咧着嘴笑。

第二天晚上她回到家，递给我她亲手采摘的橘子，我吃到嘴里感觉好甜！

生活在慢慢恢复常态，学校学习也上了轨道，我们去医院的次数逐渐减少，女儿离停药的日子也越来越近。

2018年5月10日，女儿停药了，为期两年半的治疗宣告结束。升学来到新学校的Olivia喜欢上了皮划艇，并成为中级班里划得最快的女孩。经过比拼，她成功入选了啦啦操校队，当上了班里的宣传委员，把文体委员的活儿也几乎都揽了过来。她还参加了市里的英语演讲比赛，第一次就获得了二等奖。

她的人生回归到正常的轨道上，我之前担心的地塞米松影响发育的情况没有出现，激素脸和激素肚子也消失了，她越发青春美丽、活力四射。

一路走来，你可能会觉得很艰难，如果你需要指路明灯，试着想想"接受，面对，拿下！"这6个字。等千帆过尽再回头看，你会觉得这就是人生，但未来仍然充满希望和阳光。

孩子在输注左旋门冬或培门冬期间，
应该如何控制饮食？

由于门冬类药物容易诱发门冬相关胰腺炎，按照严重程度分为胰腺炎和胰腺假性囊肿（后者更严重），因此在患儿开始用药前3天到停药后3~5天，需要保证孩子的限脂饮食，以降低门冬类药物诱发胰腺炎的可能性。在此期间，尤其要注意限制含饱和脂肪较高的畜肉类油脂（猪油、牛油、黄油及肥肉脂肪），选择一些脂肪含量较低的食物或补充合适的脂肪，注意摄入蛋白质含量丰富的瘦肉、鱼虾、鸡胸肉、鸡蛋白等。同时，切忌暴饮暴食，避免在开放进食后过度增加脂肪的摄入量。

低脂饮食不代表无脂饮食，脂肪是很重要的营养物质，完全无脂肪的饮食会造成必需脂肪酸缺乏，影响孩子的健康。脂肪的摄入应遵循的原则是：平稳过渡，恒定质量，避免激增。

颜值爆表的篮球少年，
曾是严重排异的白血病男孩

文　山楂

患儿资料

小名：洪铭

性别：男

出生日期：1998 年 7 月

现居城市：四川省成都市

所患病种：急性淋巴细胞白血病

治疗医院：河北燕达陆道培医院

确诊时间：2015 年 7 月

结疗时间：2017 年 10 月

2018年最后一天清晨，我收到一条新年祝福和一张旧照。"山楂老师新年快乐，这张照片表明我越来越好了，很多人都很担心治疗的副作用，但我经过了那么多磨难，现在又一切如常了……"

看着这条微信，孩子青春自信的神情、稚气却坚毅的话语立刻浮现在我的脑海里。采访时见到的他帅气阳光，神似青春版的吴彦祖，而照片里的男孩面容浮肿、眼神暗淡，我很难相信他就是前两天我视频采访的洪铭。

"白血病并非不治之症……我很幸运……只是这种病的复发率挺高的……"

如今说起自己的患病经历，这个曾经与死神数次交手的少年显得相当平静。洪铭说，这一路来他与病魔的较量，就像一个不断打怪升级、再打怪再升级的过程。

只不过这不是游戏，而是痛且真实的人生，让人不由得想起罗曼·罗兰的那句名言："世界上只有一种真正的英雄主义，就是认清生活的真相后依然热爱它。"

持续高烧，确诊急性T淋巴细胞白血病

2015年7月，还差几天就要过17岁生日的洪铭因为持续高烧住院了。从急诊到综合观察室再到血液科病房，他最终被确认为急性T淋巴细胞白血病。

起初，洪铭并不知道自己的真实病情，一心想着尽早出院回家。可是，面对每天吃不完的药、打不完的针，望着输液回血的细管，洪铭开始害怕，也知道了自己的病情。

他否认过、恐惧过也愤怒过，但最终都转化为坚毅和乐观。

洪铭的病情很危急，不明原因的高烧持续不退。他的父亲果决做出了转院的决定，他要拼尽全力救孩子。9月8日，洪铭进入白血病专科医院接受治疗，基因检测结果显示基因 *TP53 V31I* 发生突变，分型也很快确定为TCR-rd+T及伴 *TP53* 突变阳性急淋。

洪铭的疾病非常少见，恶性程度极高，多次化疗后病情依然没有缓解。医生决定，接下来的治疗方案为挽救性造血干细胞移植。

强烈排异反应后奇迹般的苏醒

虽然还要经过一系列比对和筛查，但洪铭爸爸内心早已认定自己是供体。他立刻戒了烟，一边在医院日夜照顾孩子，一边早晚锻炼增强体质。

最后的配型结果虽然是妈妈的匹配度更高，但考虑到爸爸的骨髓更活跃、更有利于降低孩子后期复发的概率，经过和医生的反复讨论，最终的决定是由爸爸来做骨髓供体。

2015年11月19日，洪铭开始进行造血干细胞移植。

整个过程要在移植仓内持续近一个月，其他病友告诉洪铭，这个阶段没有什么痛苦，刷刷手机就过去了。可洪铭觉得度日如年，每天一把一把地吃药，还伴随着头晕、恶心等反应。爸妈想和他视频通话，但他根本没有办法说话，昏昏沉沉地睡了过去。

出仓后，排异反应比预想的来得更凶猛，洪铭发生了持续高烧、抽搐、昏迷。医生一边竭力救治，一方面提醒洪铭父母做最坏的打算。爸妈寸步不离地守护在洪铭身边。

护士长对洪铭父母说，孩子的生命体征很平稳，她觉得洪铭一定能醒过来。让人异常煎熬的90小时过后，洪铭奇迹般地苏醒了。

严重肠排成为医院之最

最凶险的一关闯过去了，但之后漫长的排异期仍然是对医生、患者和家属的共同考验。

用药轻可能控制不了排异，而用药重则有复发的风险。此时，医患间的信任和配合显得尤为重要。

采访中，洪铭爸爸反复称赞主治医生临床经验丰富、医术精湛、用药果决，对患者也特别耐心。每次有突发状况，洪铭爸爸即使在深夜打电话，主治医生也会第一时间接听。

洪铭是个非常勇敢坚毅的孩子。医生在他的病案上写道："四度急性肠道GVHD（移植物抗宿主病）和出血性膀胱炎，每天大便2 000克左右，小便100多次……"

洪铭告诉我，肠排时他会感到钻心的疼痛，只能咬牙坚持，死命地抓着自己的肚子，潜意识里觉得只要抓得皮肉疼，肠子就不疼了。爸爸鼓励他即使再疼，每天也要下床走动，每走一步都是一次锻炼，都是在为未来漫长的康复之路做积累。

洪铭肠排期间的饮食也让爸爸费尽了心思，既要清淡还要有营养。"米汤水的上层10毫升，1/8个蛋黄，去油而保留蛋白质的少许肉末……"

洪铭曾是患者里肠排症状最严重的一个，但也是恢复最好的一个。

病去如抽丝，康复之路从打篮球开始

2016年3月，洪铭暂时出院了。虽然"升级"了，但他的"打怪"之旅远没有结束。

他的排异期很长，后续治疗持续了近两年，其间因为皮肤、肺部、肝脏等的慢性排异，合并带状疱疹而反复住院，直到2017年10月才平稳下来。

康复之路上，洪铭最爱的篮球成了他最大的动力。洪铭的偶像是NBA（美国职业篮球联赛）的全能控球后卫、神射手斯蒂芬·库里。不方便外出，爸爸就在家门后装了个篮筐，鼓励洪铭找回在篮球场上打球的感觉。只要肌肉记忆在，投篮的手感也在，就不怕练不回来。

慢慢地，洪铭的胃口也好了，每顿饭都由父母精心制作。洪铭下载了饮食相关的手机应用软件，和父母一起研究各种食物，丰富平日的食谱，这给他带来了新的乐趣。

19岁生日时，洪铭特别想吃蛋糕，他便网购了工具和食材，和妹妹一起动手制作了抹茶巧克力蛋糕，一家人共同分享这份食物，吃起来格外美味！

洪铭热爱学习，和病友们建立了英语学习群。他的昔日同学有的去了清华大学，有的去了美国康奈尔大学，他也不断琢磨着自己未来的求学之路。

洪铭治疗期间正是同学们备战高考的阶段，但他们依然从千里之外奔来，戴着口罩在病房外陪伴他，共聊往昔的快乐时光，畅想美好的未来。

白血病的治疗对任何家庭来说都是一场心力、财力和体力的重大考验。洪铭父母深刻体会到，那种"我并不是一个人在战斗"的感觉太重要了。所以，洪铭和父母现在仍然住在医院附近。

医院有来自全国各地的病友，有初到的，也有复查的，其中不少人都吃过洪铭妈妈做的饭菜。洪铭爸爸则常常组织同乡会，为家庭有困难的病友提供力所能及的帮助。洪铭也参加了一些公益活动。

就这样，洪铭一家不断用求医治病的亲身经历和所学所知来帮助有需要的人：白血病是可以治好的，你并不是一个人在战斗。这是一场持久战，也是一场对生命的考验，更会让人对生命产生新的理解和发现。

造血干细胞移植后，患儿为什么要服用抗排异药物？

对做异基因造血干细胞移植的孩子来说，由于接受了外来的移植细胞，孩子体内残留的免疫系统会被激活，去攻击和清除外来移植物。因此，造血干细胞移植后，患儿通常需要服用抗排异药物来防止排异现象。服药的具体疗程要根据疾病类型、移植的方式、供者选择和移植后并发症等具体情况而定。

陪女儿打完抗癌战争，
我选择继续留在战场上

文　项翠芳

患儿资料

小名：子墨

性别：女

出生日期：2013 年 12 月

现居城市：河北省沧州市

所患病种：肺母细胞瘤

治疗医院：天津医科大学肿瘤医院

确诊时间：2015 年 4 月

结疗时间：2016 年 7 月

我叫项翠芳，是一个曾经患有恶性肺母细胞瘤孩子的母亲，也是一名医护工作者。在病友群里，大家都称我"子墨妈妈"。

虽然有很多身份和角色，但我最喜欢的就是"子墨妈妈"这个称呼，它让我觉得特别温暖也特别有力量。

拍完胸片，女儿的左肺已经看不见了

2015年4月，子墨两岁半，她开始反复地感冒发烧。医院的同事建议我带孩子拍个胸片，看看到底怎么了。

刚开始我是抵触的，我总觉得孩子对辐射很敏感，能不用拍片、不接受辐射，就尽量别拍。

女儿的胸片出来后，放射科的同事发现，子墨的左胸腔里有一个巨大的肿瘤。这个肿瘤大到什么程度呢？左肺基本上已经看不见了。

虽然在医院工作多年，我也是第一次知道儿童实体瘤可以长这么大。

医院领导帮我联系和安排了北京的专家进行远程会诊。可能是孩子的瘤体比较特殊，位置也比较特殊，没有人能给我一个较为明确的答复。但他们一致建议：赶快带孩子去专科医院。

我当时无比绝望，从未想过这种事情会发生在我们家，发生在我的孩子身上。但我又想，如果继续难过而不赶快想办法，就没有办法给子墨未来。

同事推荐了当时在天津市肿瘤医院工作的王景福主任，我们连夜去了天津。我觉得这是一个最幸运也是最正确的决定：我们没有走弯路，直接去了专科医院，还找到了一位特别负责的儿童肿瘤医生。

我认为，在对抗肿瘤的道路上，做对选择比努力更重要。

我怎能眼睁睁地看孩子离去

王主任经验丰富，看了子墨的胸片就说应该就是肺母细胞瘤，但暂时无法确诊。肺母细胞瘤是相对罕见的儿童肿瘤，而子墨的肿瘤位置特殊、靠近心脏，病理穿刺也失败了。因此没有明确的病理诊断，即使知道是恶性肿瘤，也不敢轻易上化疗。

最后王主任决定实施开胸探查术，把瘤体清理一下，等病理结果出来再决定下一步的治疗方案。

无论是家人还是朋友，很多人都反对这样做。他们认为，与其做凶险的开胸手术，不如给孩子留下最后的时间。

那一个星期我就瘦了20斤，但我想，作为妈妈我能放弃努力吗？我宁愿她最后是在手术台上离开的，也不能眼睁睁地看着孩子离我而去。

于是，我毅然决然地在手术通知单上签了字。在医院工作多年的我对手术和术前谈话再熟悉不过了，但真的轮到自己的时候，下笔签字却是那么艰难。

子墨的手术持续了4个多小时，我也在手术室外站了4个多小时，每一分钟都是煎熬。

医生从手术室里推出了一个又一个患者，我的子墨还没有出来。当子墨被推出来的时候，我却不知道该如何走向她。她身上插了许多管子，脸上不知道是泪还是汗，嘴里含含糊糊地叫着："妈妈，好痛。"

虽然这已经是好几年前的事了，但之后每每想起来，我的心里还是隐隐作痛。当时的我一滴眼泪都流不出来，原来人伤心至极的时候是没有眼泪的。

接下来，我们陪着她度过了整整一年的治疗时间。因为恶性程度高，王景福主任给出的治疗方案都很重。子墨一共接受了12次化疗、31次放疗，这让她从一个天真开朗、爱说话的小女孩变成了一个敏感脆弱的患儿。

第一次化疗后，一天早上她发现自己的头发掉得枕头上都是。她惊恐地哭喊道："妈妈，我的头发掉了好多。"我帮她把所有掉落的头发都收集起来，又把她剩下的头发剪掉了，告诉她以后还会长出更漂亮的长发，她含着泪点点头。

因为没有头发，子墨不敢出门也不爱说话。我们只好耐心地开导她，后来她慢慢地接受了，有时还会和小病友们比谁的光头更亮。

子墨开始做放疗的时候还不到3岁，我之前在工作中见过很多放疗的孩子因为不配合而必须注射镇静剂。我和她认真谈了谈，告诉她要配合而不用镇静剂。她真的听了进去，一次也没用过镇静剂，这让放疗科的医生惊讶不已。

2016年7月，所有的放疗、化疗和肺部抗感染治疗都结束了，我们终于可以回归正常生活了。

在帮助他人的过程中治愈自己

子墨从确诊到结疗再到上小学，5年的时间已经过去了。现在，她和其他正常的小朋友一样在校园里学习，还参加了舞蹈班、绘画班。

作为癌症康复患儿的家长，我也想讲一下我和向日葵儿童的故事。

在没有接触向日葵儿童之前，我的内心充满了对未来的迷茫和对肿瘤的极度恐惧，日日沉浸在悲伤和痛苦之中，觉得自己是这个世界上最可怜的人。

2018年，我开始关注李治中博士，他的专业素养和学识深深地打动了我。他让我看到儿童肿瘤问题是有专业人士关注的，而且儿童肿瘤并不像人们想的那么可怕，选择专业的医院和医生，积极配合治疗，就有康复的希望。

关注向日葵儿童的公众号后，它推送的每个故事我都会认真阅读。故事中的主人公让人深受感动也备受鼓舞。

向日葵儿童的很多志愿者也都是患儿家属，他们的无私奉献精神打动了我，让我知道自己还可以这样生活。

于是，我开始尽力去做有意义的事。慢慢地，我内心的伤痛似乎在努力帮助他人的过程中治愈了。

肿瘤患儿面临着太多困难，十分需要专业平台的指引和帮助。能加入向日葵儿童这个温暖的组织，我觉得自己很幸运。

愿我们身边的人，能够抖落身上的冷漠，如萤火一般，参与到爱心公益活动中去，力所能及地给予他人温暖。

患儿做放疗期间，饮食方面有哪些注意事项？

放疗后患儿最好间隔2小时再进食，避免食用易引起恶心、呕吐的食物。但也不能一概而论，要根据具体的放疗部位、放疗剂量、放疗时间来决定进食时间。

放疗后患儿最好食用清淡、不油腻的食物，适当增加液体摄入量。个别情况下，患儿的胃口非常差，建议食用高蛋白、高维生素食物，味道以刺激味蕾、增进食欲为佳，但不建议食用油炸、坚硬、生冷和刺激性食物，食物要细碎、软烂，最好用炖和蒸的方式烹制。还要适当加餐，多摄入新鲜蔬果。家长要多鼓励患儿进食，否则会造成营养不良，血象也会严重下降。若患儿在化疗期间食欲、食量下降明显，或者后期出现放射性胃肠炎，建议寻求专业营养（医）师的帮助，适当补充口服肠内营养制剂，必要时进行管饲喂养。

母女第二次"连体"
对抗"儿童癌王"

文　王媛

患儿资料

小名：苗苗

性别：女

出生日期：2014 年 8 月

现居城市：辽宁省沈阳市

所患病种：神经母细胞瘤

治疗医院：沈阳市儿童医院，中国医科大学附属盛京医院

确诊时间：2016 年 8 月

结疗时间：2017 年 5 月

如果说每个孩子孕育在妈妈腹中的10个月是母子/女的第一次"连体"，从苗苗确诊神经母细胞瘤到康复后上小学的那段时间，母女俩24小时在一起就是第二次"连体"。

2017年5月至2021年5月，苗苗已经结疗4年了。

没有确诊也是一种误诊

通常，我们对误诊的认识是，医生做出了错误的诊断。但苗苗妈妈说："没有确诊也是一种误诊。"这种感悟来自苗苗的亲身经历。

2016年7月，苗苗23个月大了，一直聪明爱笑、很少生病的她突然不爱吃饭了。一周后，苗苗开始发烧，还伴有肚子疼的症状。于是苗苗做了她人生中的第一次腹部彩超，结果显示一切"正常"。

但在接下来的一个多月里，苗苗迅速消瘦，夜里会突然大哭着惊醒。爸爸妈妈带着苗苗去沈阳的多家医院做了各种检查，也去看了成长发育科、营养科、心脏内科等，都没有查出病因。

2016年8月31日是苗苗的两岁生日。妈妈做了她最喜欢的小猪佩奇图案的蛋糕，苗苗却连坐起来的力气都没有了，只是躺在床上勉强吃了几口。又过了一段时间，妈妈在给苗苗揉肚子的时候发现她的肚子不对称，左腹部有一个大肿块。

2016年9月15日是中秋节，苗苗一家来到沈阳市儿童医院。

这一次的腹部彩超做了一个小时，中间换了几个医生，还找来了一位年纪较大的专家一起讨论。为了进一步确诊，苗苗还做了骨髓穿刺。

所有检查做完后，苗苗爸爸被单独留在了诊室。那天晚上，苗苗爸爸躲在家中的卫生间里泣不成声。

第二天，苗苗住进了盛京医院滑翔院区小儿血液病房。看着走廊里经过的一个个戴着口罩的光头小朋友，苗苗妈妈蒙了。事实上，苗苗的病比白血病更可怕。

2岁零17天，苗苗被确诊为神经母细胞瘤四期，腹部肿块达11.3厘米，而且癌细胞已经转移至骨髓。

三份病危通知书

苗苗刚确诊，她的父母就收到了第一份病危通知书。医生说，孩子还有三个月的时间。但苗苗爸妈为女儿治病的态度极为坚决，于是苗苗开始了第一次化疗。幸运的是，化疗结果非常好，苗苗的病情有所好转。

两个疗程结束，苗苗的肿瘤缩小了很多，肿瘤和腹主动脉之间的界限变得清晰了，骨髓里的癌细胞也被全部清除。此时，医生给出了两种治疗方案：一是在沈阳当地做手术，但需要切除左肾；二是去北京求医，也许可以保住左肾。

为了不留遗憾，一家人在2016年圣诞节登上了去北京的火车。苗苗的手术被安排在2017年元旦，那天早上8点苗苗被推进手术室，她的爸妈坐在正对着手术室的长椅上，焦灼地等待。下午2点，苗苗终于被推出了手术室，她的左肾保住了，手术非常成功，父母喜极而泣。

但是，苗苗术后就开始发高烧，又发生了肠套叠，不马上手术的话肠道就会坏死。在这种情况下，苗苗父母收到了第二份病危通知书。手术后第6天的晚上11点，2岁4个月的苗苗再次被推进手术室，这是一周内苗苗做的第二次开腹手术。由于未做全麻，手术结束后苗苗哭得嗓子都哑了，一直喊着"妈妈抱抱，妈妈抱抱"。

之后，父母带着苗苗回到沈阳，准备进行下一阶段的化疗。本以为死神就此作罢，却没想到，苗苗因身体虚弱加上肠道感染，第一次化疗后出现了持续呕吐、腹泻的情况。很快，苗苗因脱水惊厥被送进了ICU。

大年三十，苗苗父母收到了第三份病危通知书。"2017年的除夕夜，苗苗独自躺在ICU的病床上，身边都是陌生的医生和护士。我和苗苗爸爸坐在ICU门前的走廊上，听着外面的鞭炮声，心里想着苗苗会不会害怕。"苗苗妈妈回忆说。

终于，持续21天的腹泻止住了。出院回家后，苗苗的体重只剩下20斤，身体虚弱得没有一点儿力气。

妈妈像喂养一个刚开始吃辅食的婴儿一样，从米糊到稀粥，再加入少量的蔬菜、蛋类，一口一口地喂给苗苗吃。苗苗很争气，好像要把那么多天没吃的东西都补回来一样，一口一口地补充能量，体重也一点一点地长了回来，并重新学了站立和走路。

2017年5月，经过8个月的治疗、6次化疗和一次肿瘤切除手术，苗苗结疗了！

母女第二次"连体"

苗苗进入康复期后，妈妈一刻也没有放松警惕。苗苗妈妈曾经是一名培训机构的老师，为了陪苗苗治病她辞掉了工作，苗苗结疗后妈妈也没有重新找工作，而是24小时陪在苗苗身边。就这样，母女以这种方式第二次"连体"。

苗苗妈妈操心的事有很多，饮食是其中非常重要的一项。

她有两份清单，一份是禁忌饮食清单，一份是苗苗可以吃的食物清单。

给苗苗做心理建设也是妈妈的一个重要事项。因为过早遭受了病痛的折磨，苗苗的内心比其他同龄的孩子都要敏感。治疗结束后，为了让苗苗尽快恢复身体机能，妈妈给她报了舞蹈班。

因为治病，苗苗没有上过幼儿园，性格也比较内向，妈妈就给苗苗报了演讲班，还带苗苗参加演出。

现在苗苗上了小学一年级，学习民族舞也有三年多了。她喜欢弹尤克里里，喜欢唱歌、画画。

苗苗妈妈说，苗苗对自己的要求很严格，别人能做到的事她也一定要做到。她也很坚强，去医院复查时做骨髓穿刺不哭不闹，还能开导别的小朋友。

治疗期间，患儿需要摄入多少蛋白质？

这取决于孩子的年龄、体重和治疗情况。治疗期间，患儿需要摄入的蛋白质比正常孩子更多，大概会增加20%~50%（正常摄入量的1.2~1.5倍）。如果患儿接受造血干细胞移植，所需摄入的蛋白质的量则会更高，大致为正常孩子的2倍，具体摄入量应咨询临床营养医师。蛋白质可以从很多食物中获取，建议多吃富含优质蛋白的食物，比如肉、蛋、奶、禽、鱼虾、豆制品等。

近十年来，我国儿童肿瘤的发病率以年均2.8%的速度增长，每年有3万~4万名儿童确诊肿瘤。但儿童肿瘤绝不是缩小版的成人肿瘤，它们是两种截然不同的疾病。而且，儿童肿瘤的整体生存率可以达到80%以上，远高于成人。

儿童肿瘤的治疗效果之所以更好，原因之一是儿童肿瘤对化疗更敏感；原因之二是儿童的身体状态好，可以承受更高强度的放化疗，治疗后的恢复能力也更强。此外，家长们越来越重视孩子的体检，便于早发现、早诊断、早治疗，这大大提高了治疗效果。

2019年，向日葵儿童项目团队萌生了采访儿童癌症康复者故事的想法。这个想法是大胆且未知的，因为在此之前，我们几乎很少看到关于儿童癌症康复者的公开报道。

幸运的是，经过寻找和沟通，我们取得了一些患儿家长的支持和信任，"我能长大"专栏由此诞生。至今，有近百位儿童癌症康复者的故事在我们的公众号与大家见面。"结疗"一词具有不同寻常的意义，它不是几百上千个日夜的简单堆叠，而是一家人一步一步、齐力协力地构筑未来。

这些故事的背后是一个个平凡的家庭，他们的抗癌之路相当不易：有孩子确诊癌症时的无助和迷茫，有医生在手术室里把患儿从死神手中抢回来的奇迹，有化疗期间却又确诊心脏病的雪上加霜，有被劝说放弃而转院再治的坚持，有为了保住肢体而不断查阅医学文献的决心，有护理不当导致孩子感染的痛心疾首……但更多的是希望。不论是对苦难的承受还是对幸福的享受，他们都珍惜和家人在一起的每一刻。

在与采访者沟通时，他们从一开始的抽泣流泪，到情绪逐渐平复，再到有条不紊地讲述自己的心路历程。治疗中的每一个时间点、每一个细节，他们都记忆犹新，让我们不禁感叹为人父母者的细致和伟大。

他们不避讳最初面对病魔时的惊慌和无助，那些隐藏于言语背后的心酸、泪水、疼痛，也许只有真正经历过的人才能感同身受。值得一提的是，很多家长不仅在志愿者群和患者群里积极互动，还多次参加向日葵儿童组织的患者交流活动，分享他们的心路历程。他们愿意告诉处于同种困境中的家庭，只要不放弃，希望就会来临。生命的顽强与伟大，或许正在于此——于绝境中挣扎求生，开出向阳的花。

除了被采访者，本书的作者们也有一个共同的身份——向日葵儿童志愿者。他们来自各行各业，都有媒体从业经历，具有良好的采编能力和新闻素养。他们仔细、严谨、认真、耐心地对待每一次采访，才有了书中的这些故事，让它们像一朵朵向日葵一样热烈绽放。

结合每一个故事的独特性，我们在文末附上了简单的科普知识。这些信息主要来自向日葵儿童团队携手清华大学出版社于2020年和2021年出版的《儿童白血病百问百答》《儿童肿瘤百问百答》。这些内容经过近百位中外专家审核，各位读者可以放心参考。

最后，我们要感谢山东省肿瘤医院院长、中国工程院院士于金明为本书作序；感谢为我们引荐康复者的医护人员；感谢分享心路历程的30位康复者及其家人；感谢采写这些故事的16位志愿者。感谢所有人的耐心和细致，为有需要的人们带来希望和力量。

感谢我们的公益伙伴上海纯真博物照相馆连续4年为我们拍摄抗癌小勇士写真，为本书增添了浓墨重彩的部分。

感谢拾玉儿童公益基金会的全体同事为本书的出版付出的努力。正因为我们拥有共同的愿望，即用科学知识赶走迷惘与恐惧，帮助患儿早日战胜病魔、恢复健康，向日葵儿童将继续笃志前行。

专业点燃希望，祝每一位小朋友都有健康光明的未来！

戴依伊

拾玉儿童公益基金会传播总监

剪影

2018年至今，向日葵儿童与上海纯真博物照相馆每年都会为抗癌小勇士拍摄写真，跟踪记录他们的笑脸与成长。让我们一同感受"我能长大"这四个字背后的力量与希望。

在此，我们精选了若干写真，为了保护孩子们的隐私，图片信息只标出拍摄年份。图片的使用均得到孩子及其监护人的许可及授权，特此说明。

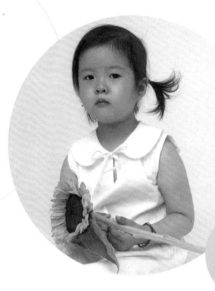

茜茜，2018 年

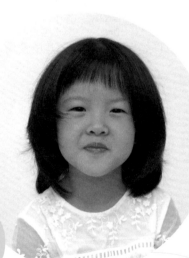

茜茜，2019 年

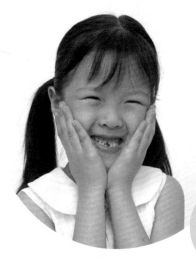

茜茜，2020 年

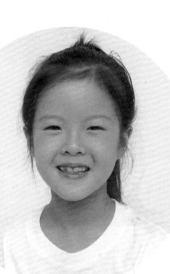

茜茜，2021 年

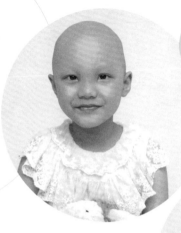

大文，2018 年

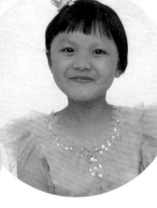

大文，2019 年

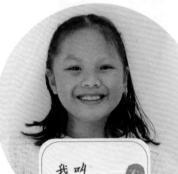

我叫 大文
结疗 2 周年

大文，2020 年

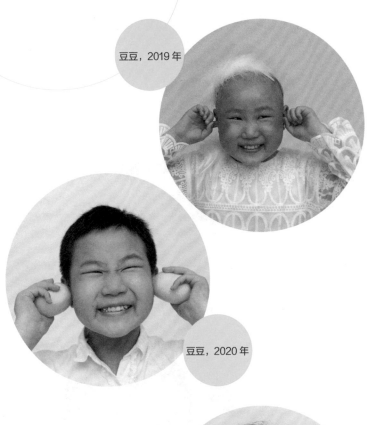

豆豆，2019 年

豆豆，2020 年

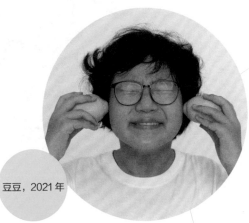

豆豆，2021 年

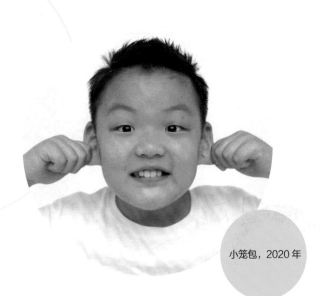

小笼包，2020 年

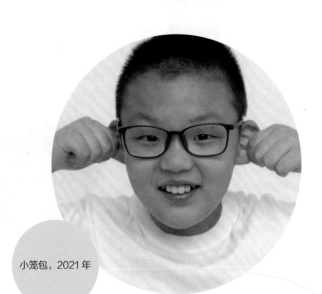

小笼包，2021 年

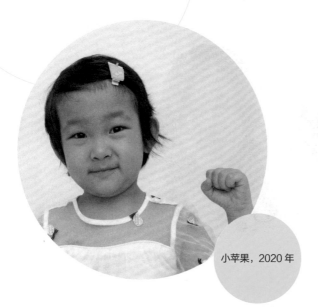

小苹果，2020 年

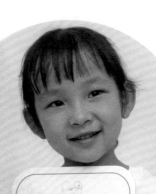

小苹果，2021 年

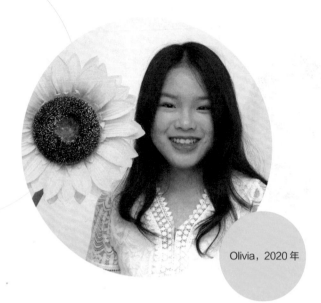

Olivia，2020 年

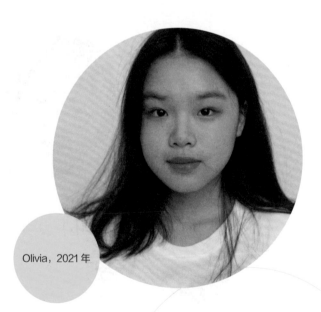

Olivia，2021 年